もっと！Brush《ブラッシュ》 Up《アップ》できる

AIが拓く新医療

「新型コロナ対策」～
「認知症」～「がん治療」まで

医学博士 小林直哉
Naoya Kobayashi

現代書林

はじめに

皆さんはＡＩ（エーアイ＝人工知能）という言葉をご存じですか。詳しく知らなくても、聞いたことはあるのではないでしょうか。最近はテレビや新聞で、毎日のようにＡＩについてのニュースが出てきます。この言葉は、英語の Artificial Intelligence の頭文字をとっています。

もう一つ、ＩＱという言葉もご存じでしょう。ＩＱは、数値が高いほど知能が高いことを示しており、数字であらわした知能検査の結果の表示方式の一つです。Intelligence Quotient の略です。

この Intelligence がＡＩの「Ｉ」です。Artificial が「人工」を意味しています。皆さんも子どもの頃にＩＱのテストを受けたことがありませんか。

これは１００に近いほど出現率が高く、１００から上下に離れるにしたがって出現率が減っていきます。分布はほぼ正規分布になり85から１１５の間に約68％の人が収まり、70

から１３０の間に約95％の人が収まります。兵庫県にある超進学校の灘中学の生徒のＩＱの平均が１５０とか言われています。超エリート集団ですね。私も小学校4年生でＩＱテストを受け、１２２という結果だったことを今でもよく憶えています。平均よりちょっと高いだけでしたので、努力をしないといけない部類でした。努力するのは好きでしたので、今の自分があるのでしょう。ちょっと、脱線しましたが……。

さて、最近の厚生労働白書によると、わが国の２０４０年の医療福祉分野の就業者数は最大１０７０万人。推定で全就業者の約５人に１人になります。また、その時点で65歳の人のうち男性は4割が90歳まで、女性は2割が１００歳まで生きると予測しています。

当然、介護分野を中心に利用者数が急増し、医療福祉分野の就業者数は、２０１８年の８２６万人（全就業者の約8人に1人）から大幅に増えるわけです。もちろん、現場の生産性を向上させ、少子化対策も進めていかなければなりません。こうした中で、ＡＩを活用した医療産業に大きな期待が寄せられているのです。

読者の皆さんとともに、ＡＩによって改変される超高齢社会を本書でご一緒に考えてみたいと思います。

＊　　　　＊

「将棋界でＡＩ記録係デビュー」

「ＡＩが部品選定、エアコン修理を一発完了」

「災害時の電話対応、自動化へＡＩ導入」

新聞記事の見出しですが、まさに枚挙にいとまがありません。ＡＩは日進月歩の勢いで進歩し、私たちの生活に進出しています。

たとえば、ＡＩが搭載されているお掃除ロボット。障害物を察知して方向転換し、畳やフローリング、カーペットなど床の状況に応じて吸引口を調整するなど、自動的に室内をきれいにします。そして、掃除が終わったり電池が切れそうになったりすると、自分で充電器まで戻るお利口さんです。

また、テレビでドローンが空撮した映像を見ることが多くなっていますが、ドローンにもＡＩが組み込まれています。風の強さや風向きなどをＡＩが計算しているので、安定して空を飛べるのです。空撮のほかにも、農地の上を飛んで必要な場所を判断して農薬や肥料を散布するなど、ＡＩ搭載ならではの働きをするドローンもあります。

このように私たちの暮らしに浸透しつつあるＡＩですが、医療の世界も例外ではありません。レントゲンやＣＴスキャン、心電図などの画像診断にＡＩが使われていますし、ＡＩ搭載の手術支援ロボットも開発されています。医師の仕事をＡＩが補助することで、医療の質を高めつつ医師の過重労働の改善も図れるのではないかと期待されています。そして、受付や問診などにＡＩを活用すれば、患者さんの待ち時間が短くなるでしょう。

私は岡山市内で総合病院を運営していますが、介護老人保健施設（老健）や訪問介護支援センターを併設し、地域の救急医療や高齢者医療に力を入れています。

地域医療を実施する上で最も大事なのは、「その患者さんを自分の病院で管理できるのか、それとも、より高度な医療機関への紹介が必要なのか？」を正確に判断することです。特に救急医療では、即時にその判断をすることが患者さんの生命予後に大きく関わってきます。そのためには、信頼できる高性能な画像描出のための医療機器が必要です。

地域医療では、市内の大きな高度医療機関に比べて、医師や看護師を含めた人材数が少ないといったデメリットもあります。人的資源も不足しているという現状もあります。

特に我々のように、市内から少し外れた郊外に位置する場所で、「断らない最初の救急」

をスローガンに頑張っている病院では、こうした地域的なハンデを解決してくれるような画像診断器械、すなわち高性能なＣＴを導入することが、実は経営等を差し置いて、何よりも必須なことなのです。ＣＴにＡＩが搭載されるというだけで、初期診断能力が一気に上がることが期待できます。重大な命に関わるような異常所見を援助する「よき相談医」となってくれることでしょう。

また、入浴支援ロボットや徘徊の見守りＡＩ、リハビリ支援ＡＩ、行動パターンの予測による転倒防止ＡＩなど、介護やリハビリの現場にＡＩを導入できれば、スタッフの負担が減り、患者さんも健康を維持しやすくなると思います。ＡＩの活用によって健康寿命が延びる可能性も高まるのではないかと考えています。

私はもともとＡＩに興味がありました。きっかけは中学生の頃にテレビで見た「科学忍者隊ガッチャマン」です。ガッチャマンの敵、秘密結社ギャラクターの謎の総裁Ｘの正体が人工頭脳のスペースブレインだったことが印象的でした。人工頭脳（ＡＩ）が世界制覇を狙っているのかと驚き、これから科学が発達すれば人工頭脳が世界を支配する日が本当に来るのかもしれないと想像したものです。

そして、一人の医師としてＡＩ医療に関心を持ったのは、２０１５年の日本医学会総会に出席し、「医療とＩＴ〜近未来の医療はこう変わる〜」という会議に参加してからです。会議ではＡＩが医療にもたらすプラス面とマイナス面が提示され、いよいよＡＩ医療が本格化すると感じました。以来、時間が許す限りＡＩ医療に関係する学会に参加して情報を収集し、私の病院での実践につなげようとアンテナを伸ばしていたのです。

ＡＩ医療機器のデモンストレーションを実施するなど試行錯誤していた時期に、新型コロナウイルスの騒ぎが起こりました。多数の入院患者と医療スタッフを抱え、感染防止に必死な日々を送りました。幸い院内感染を起こさずにすみましたが、今後も新しいウイルスの世界的流行が生じ、治療薬もワクチンもないという状況が起きる可能性があります。否応なく、患者さんと直接対面しないオンライン診療や医療支援ロボットなど、ＡＩ医療が急速に進んでいくと思われます。

特に持病のある人や高齢者は、ウイルスが流行中の時期は感染予防のために病院への通院を避けたほうがよいでしょう。通院できない期間は、ＡＩ搭載の身に付ける電子機器「ウェアラブル機器」で血圧や脈拍など健康チェックを行い、スマホやパソコンの画面を通じて医師が問診やアドバイスを行うというスタイルが主流になるのではないでしょうか。

今後、どうしても考えておかなければならないのは、新型コロナウイルス禍が収束していない時期に、災害が到来したらどうするのか、ということです。まさにウイルス感染と災害による複合災害です。近年、異常な気象による大型災害が増えています。新型コロナウイルスの感染拡大で社会全体が混乱している中、もしこのような大型災害が起きたらどうなるでしょうか。本気で複合災害への備えを考えるべきでしょう。

たとえば、避難所は3密（密接、密集、密閉）に、不便、不満、不衛生の3不が加わった状態となります。病院は新型コロナウイルスへの対応で手一杯で、さらにライフラインが止まり機能不全に陥ることでしょう。「今、そんな最悪なことは考えてもキリがない！」「そんな確率は低い」など、さまざまな意見があるでしょう。しかし、災害は毎年のように起きています。

そして、新型コロナウイルスへの対応が長期化すればするほど、複合災害の可能性は高くなります。避難所に行く感染リスクと、自宅にいる倒壊の危険性を見極めることが重要になってきます。そのようなケースでも、ＡＩが活躍する場面が出てくるでしょう。

また、介護や看護の現場でも、濃密な接触を避けるためＡＩ搭載の介護・看護支援ロボットの導入が進むでしょう。そうした時代に、患者さん自身やご家族もＡＩについて知っておく必要があります。孫子曰く「彼を知り、己を知らば百戦危うからず」です。まずはＡＩとは何か、ＡＩ医療とはどんなことなのかを、よく知ることが重要だと思います。

ＡＩは人間の知性とは異質の知性を持ちます。私たち医療従事者は異質の知性であるＡＩと共存しながら、より良い医療や介護の実現を目指していかなければなりません。その第一歩として、患者さんにＡＩ医療についてご理解いただくために本書を執筆しました。ＡＩの基本的な仕組み、ＡＩ医療の現実、そして将来について、できるだけわかりやすく書いたつもりです。参考にしていただければ幸いです。

小林　直哉

２０２１年１月

目次

第２章　ＡＩ医療が変える高齢社会

第３章 進化するAI医療の今

第4章　地域医療とデジタルによる健康管理

エピローグ　ＡＩと医師が役割分担する時代へ

プロローグ

近未来のAI医療

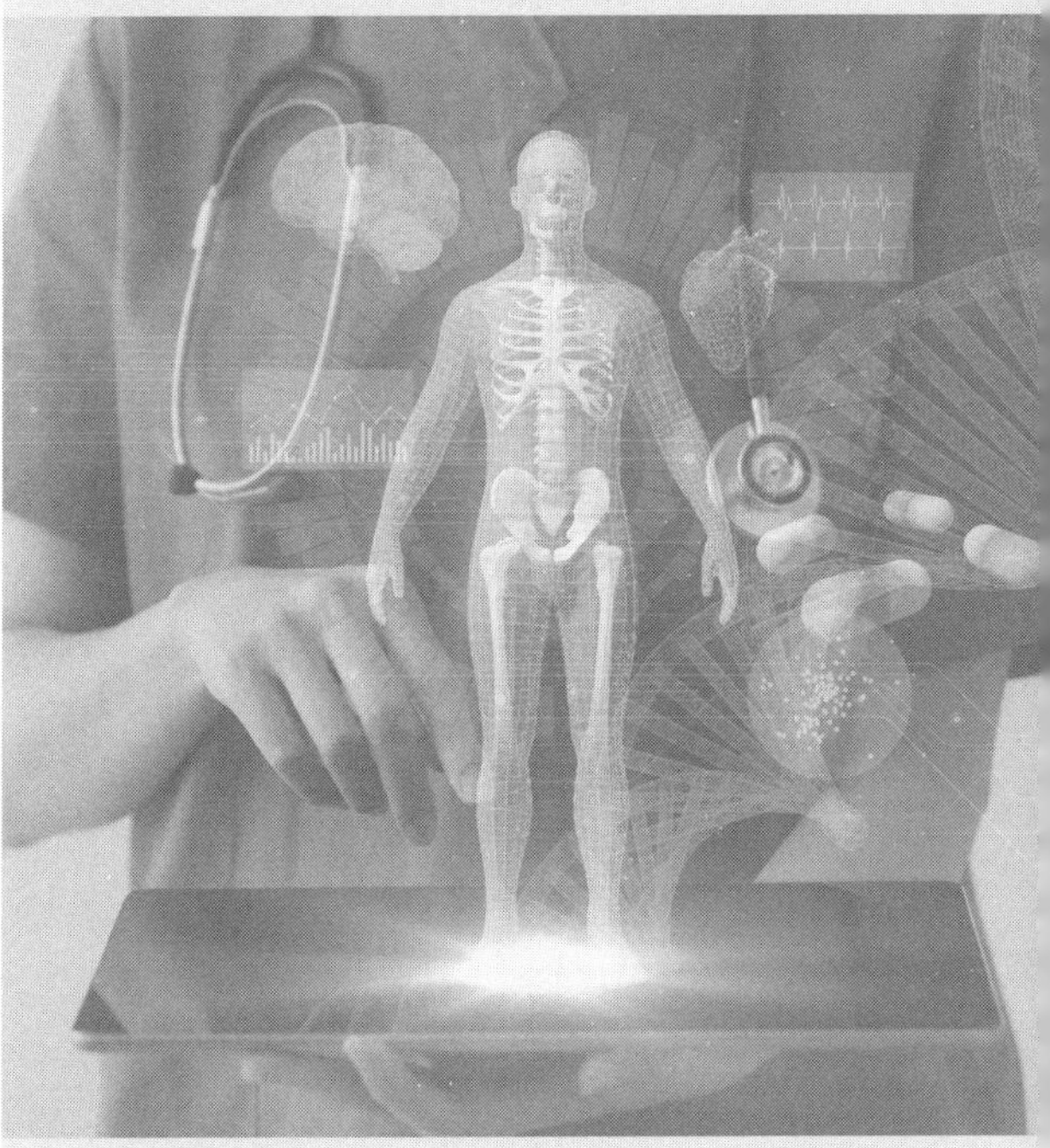

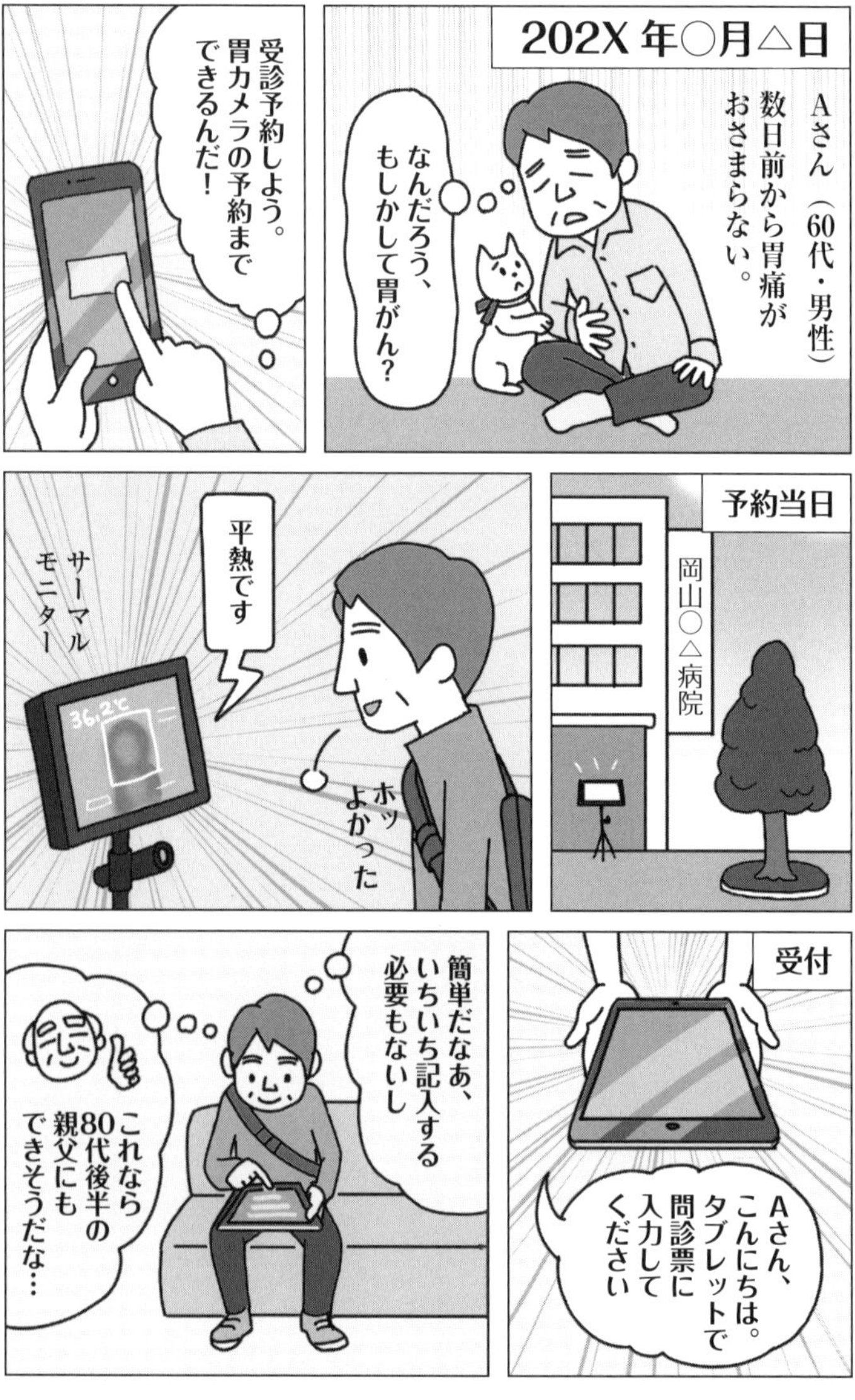
202X年○月△日
Aさん（60代・男性）
数日前から胃痛がおさまらない。
なんだろう、もしかして胃がん？
受診予約しよう。胃カメラの予約までできるんだ！
予約当日
岡山○△病院
平熱です
サーマルモニター
36.2℃
ホッ
よかった
受付
Aさん、こんにちは。タブレットで問診票に入力してください
簡単だなあ、いちいち記入する必要もないし
これなら80代後半の親父にもできそうだな…

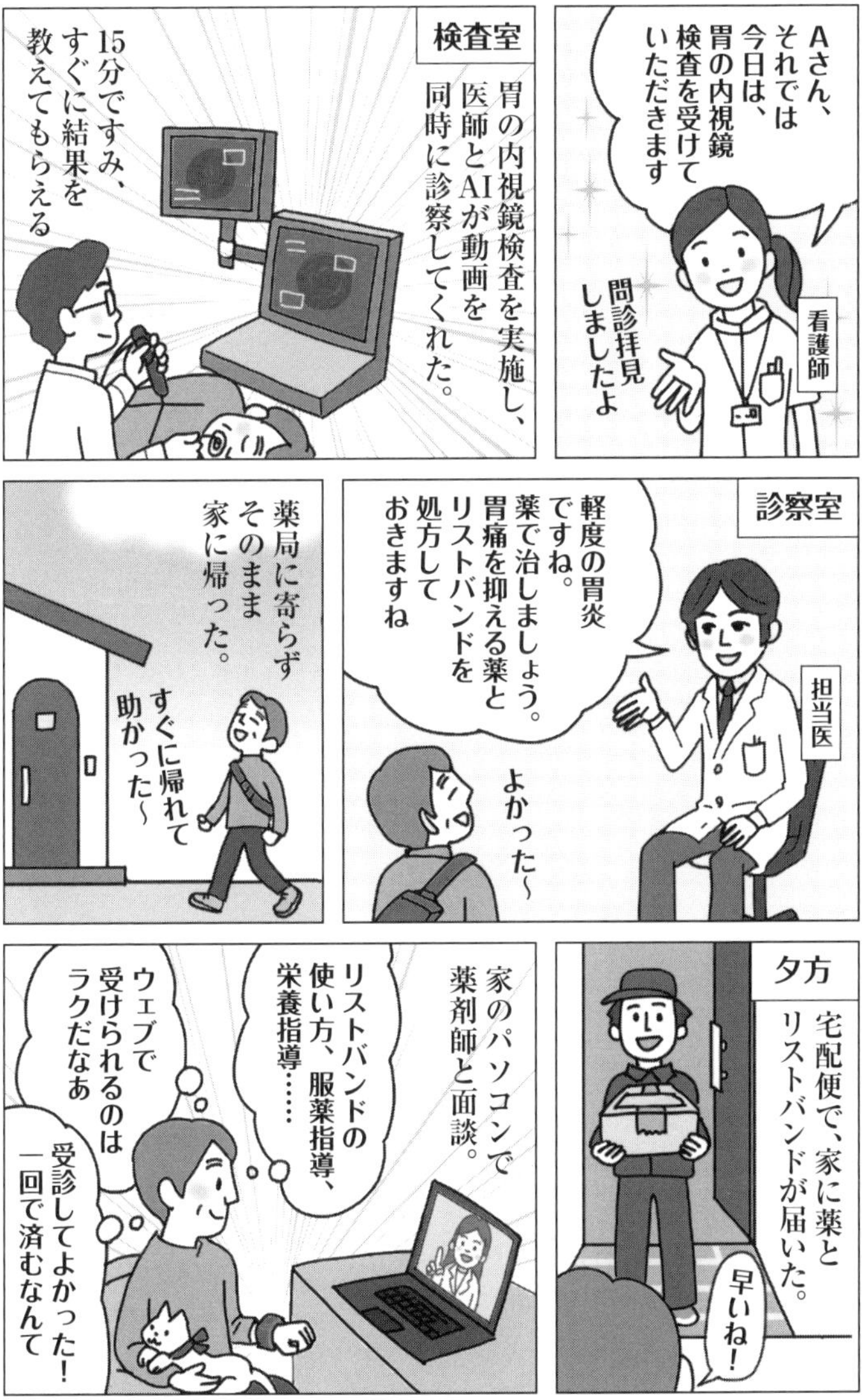
Aさん、それでは今日は、胃の内視鏡検査を受けていただきます
問診拝見しましたよ
看護師
検査室
胃の内視鏡検査を実施し、医師とAIが動画を同時に診察してくれた。
15分ですみ、すぐに結果を教えてもらえる
診察室
軽度の胃炎ですね。薬で治しましょう。胃痛を抑える薬とリストバンドを処方しておきますね
担当医
よかった～
薬局に寄らずそのまま家に帰った。
すぐに帰れて助かった～
夕方
宅配便で、家に薬とリストバンドが届いた。
早いね！
家のパソコンで薬剤師と面談。
リストバンドの使い方、服薬指導、栄養指導……
ウェブで受けられるのはラクだなあ
受診してよかった！一回で済むなんて

第1章

そもそもAIって何？

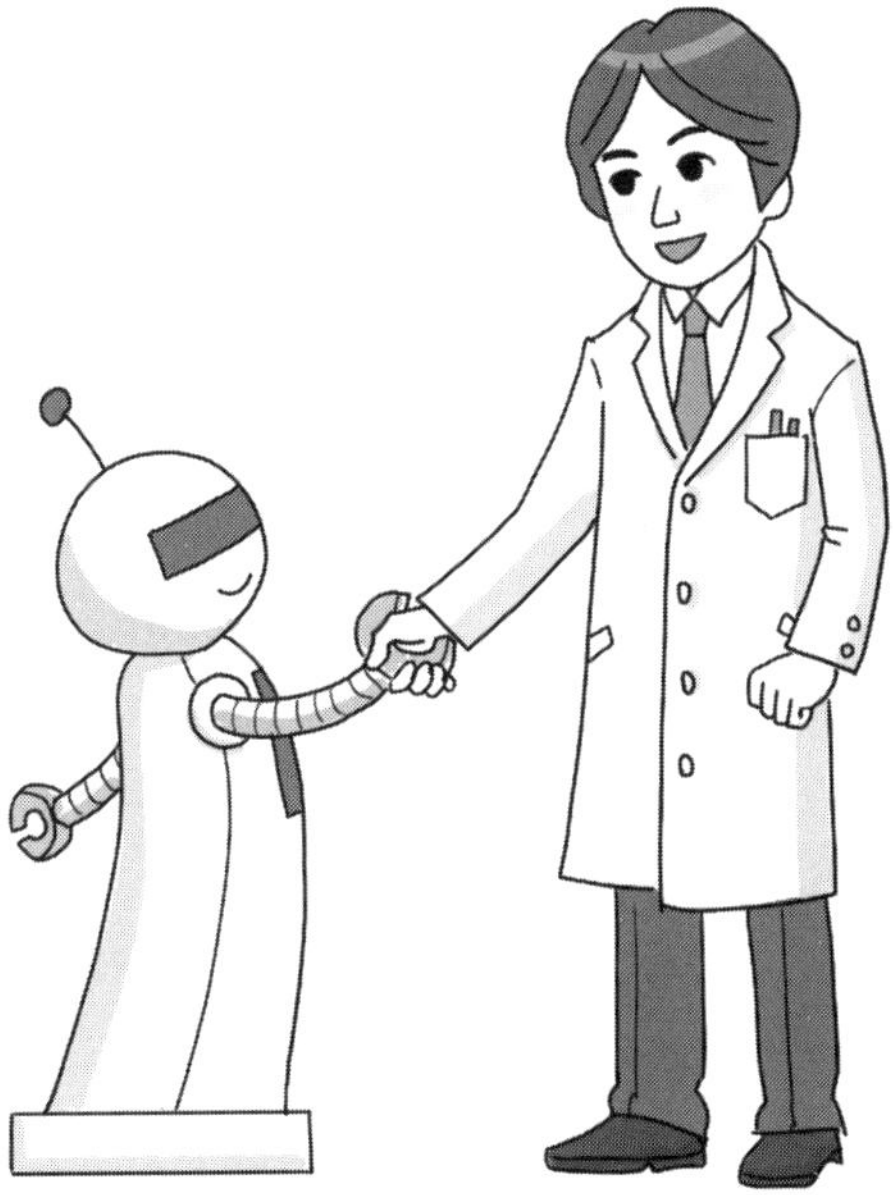

私たちの暮らしの中で活躍するAI

最近、ＡＩという言葉をよく耳にするようになりました。ＡＩとは人工知能のことです。ＡＩとか人工知能とか言われても「なんだか凄そうだけど、よくわからないな」と思っている人が多いかもしれません。

でも、すでにＡＩは私たちの身近なところで活躍しています。

「はじめに」で述べたお掃除ロボットやドローンのほかに、自動運転の車があります。ＡＩというと、自動運転の車を思い浮かべる人も多いのではないでしょうか。カメラやレーダーで道路上の情報を察知しながら、ＡＩが自動的にブレーキをかけたり、同じ道路を走る他の車のスピードに合わせたりするなど「部分運転自動化」の車があり、日本でも公道を走っています。

宅配業界やタクシー業界では、渋滞などを避けて最短で目的地に着けるルートを瞬時に判断するＡＩを組み込んだナビを活用して、業務効率を上げているそうです。

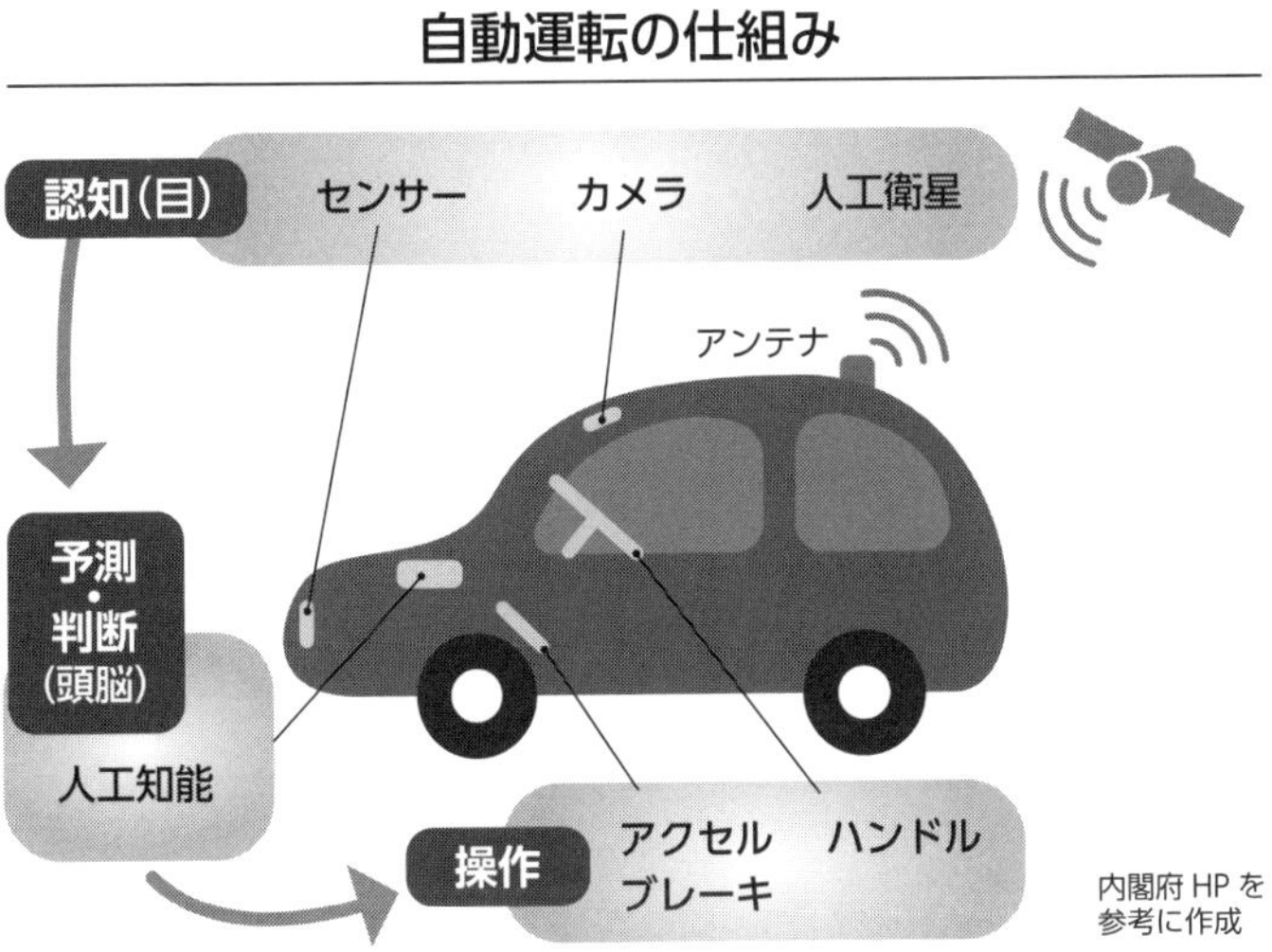

スポーツにもＡＩが利用されています。テニスやサッカーの試合などでは、ＡＩを搭載した審判補助システムが取り入れられ、テニスのサーブがラインぎりぎりに入ったかどうか、サッカーでオフサイドが成立したかどうかなどを確認できるようになっています。

肉眼では見えづらいものでも、ハイスピードカメラが撮影し、ＡＩが画像処理することでスクリーンに映し出し、誤審によるトラブルをなくしています。

このように、ＡＩは私たちの暮らしに広く普及しているのです。

今は第3次のAIブーム

パソコンやスマホなど社会のIT（情報技術：information technology）化が進んで、最近のAIブームが起きたと思いがちですが、実はAIの技術は今から60年以上前の1950年代から研究が始まっていました。

●AIが誕生した第1次ブーム

1956年にアメリカで行われた国際会議で、初めてAI（Artificial Intelligence＝人工知能）という言葉が使われました。当時はコンピュータの能力が高まり、人間の何万倍も速く計算できるようになっていました。

AIはコンピュータの計算能力を使い、迷路やパズルなどで多数の選択肢から瞬時に正解を導き出しました。しかし、チェスや将棋などは一手ごとに膨大な計算が必要になり、当時のコンピュータの性能では無理でした。また、ルールが決められていないことに対しては、お手上げの状態だったのです。AIは「トイ・プロブレム」（おもちゃの問題）と呼ばれる簡単なことしか解けないといわれ、第1次ブームは終息しました。

●第2次ブームで専門知識を学習したAIが出現

1980年代になると、大量の情報を高速で処理できる大型コンピュータが商品化されました。そこで、医師や弁護士、税理士など専門家の知識を大型コンピュータにインプットしてAIに専門的問題を判断させようと、エキスパートシステムというプログラムが開発され実用化されました。

しかし、エキスパートシステムにも問題があったのです。

一つは、専門家の知識を細かく整理して、コンピュータに学習させる必要があることでした。たとえば、医療の診断システムでは、頭痛といってもズキズキするのか、重くるしい鈍痛なのか、1日中痛いのか、時々なのか、さまざまなパターンを網羅していないと正確に判断できません。専門知識を細かく分類し、コンピュータにインプットするのは膨大な作業になります。

もう一つの大きな問題は、AIには人間の常識がないということでした。高熱が出た場合の対処法をAIに質問したところ、「解熱剤の服用」と「殺す」という回答が出てきたそうです……。

確かに人間が死ねば体温は下がりますから、「殺す」は正解の一つには違いありません。しかし、人間なら医療の目的は患者を治療して健康にすることだと知っています。「殺す」という選択肢は最初からあり得ません。人間が持つ常識をＡＩに学習させるのは難しく、現実の社会でＡＩを普及させるには至らず、ブームは終わりました。

●インターネットの普及でAIが進化、第3次ブームに

１９９０年代にインターネットが普及し、大量のデータの入手が容易になりました。大量のデータを利用することで、ＡＩ自身が学習するシステムが登場し、ＡＩの性能が飛躍的に高まりました。第２次ブームではエキスパートシステムが開発されましたが、第３次ブームでは「機械学習」や「ディープラーニング」と呼ばれる手法が開発されたのです。

これらの方法はＡＩが大量のデータを学習することで、自分でルールを見つけて回答を導き出せます。第２次ブームまでは与えられた知識を取り出すことしかできませんでしたが、第３次ブームでは自ら学習して推測することが可能になったのです。

大量のデータから学ぶ「機械学習」

ＡＩが大量のデータを読み込んで、一定の特徴やパターンなどを見つけることを機械学習と言います。機械学習には「教師あり学習」と「教師なし学習」があります。

「教師あり学習」は、人間が問題とともに正解をＡＩに教える方法です。たとえば、三角形を見分ける問題を出し、同時に正解の三角形を教えます。正解として一辺が同じ長さの正三角形だけを教えた場合、底辺が長い三角形をＡＩが不正解としますが、人間が「これも正解」と教えて試行錯誤を繰り返すうちに、正答率を上げていきます。

「教師なし学習」は、データのみを与えてＡＩ自らが特徴やパターンを見つけ出す方法です。三角形を含め円やひし形、台形、四角形などさまざまな形のデータを与え、ＡＩが自分で分類します。

「教師あり学習」は、迷惑メールの振り分けなどに利用されています。ただし、学習していないデータに対しては、答えを出せないという弱点があります。

「教師あり学習」と「教師なし学習」の違い

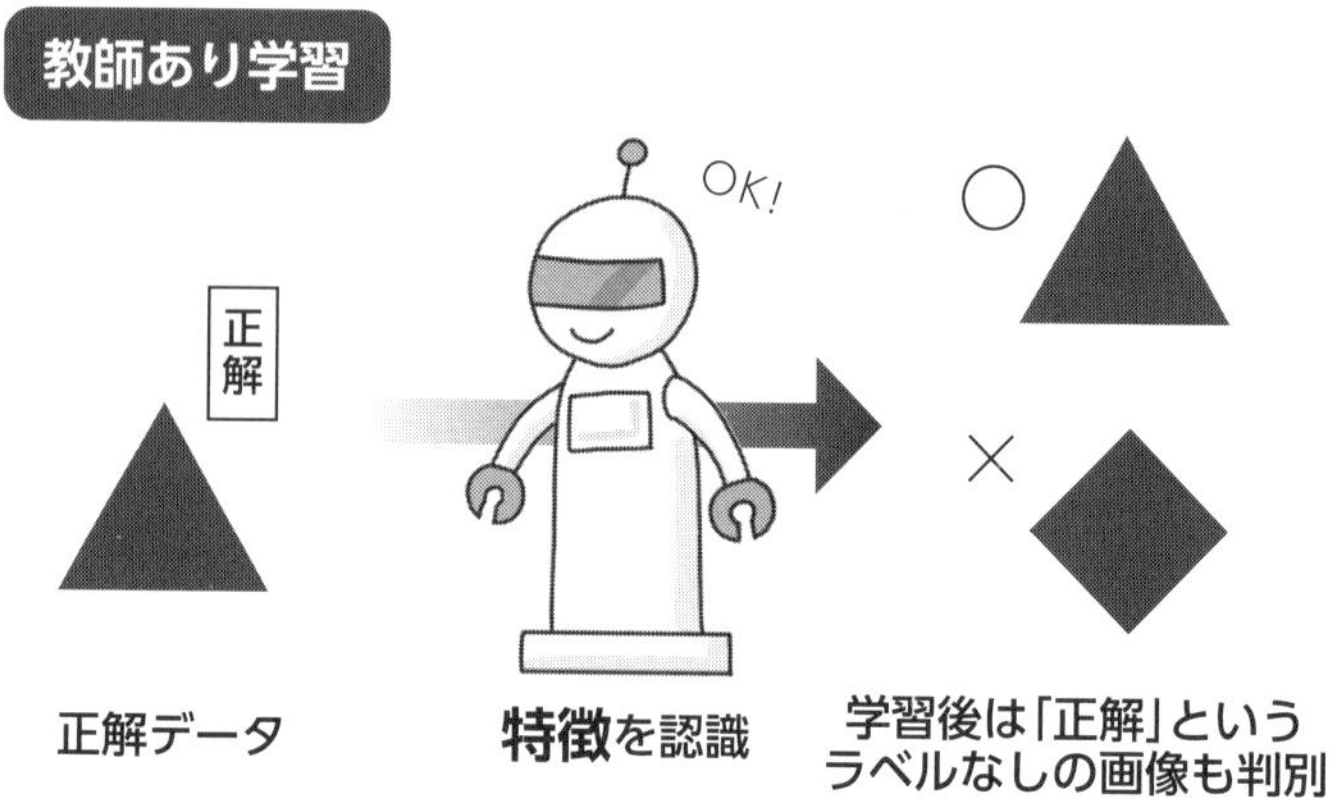

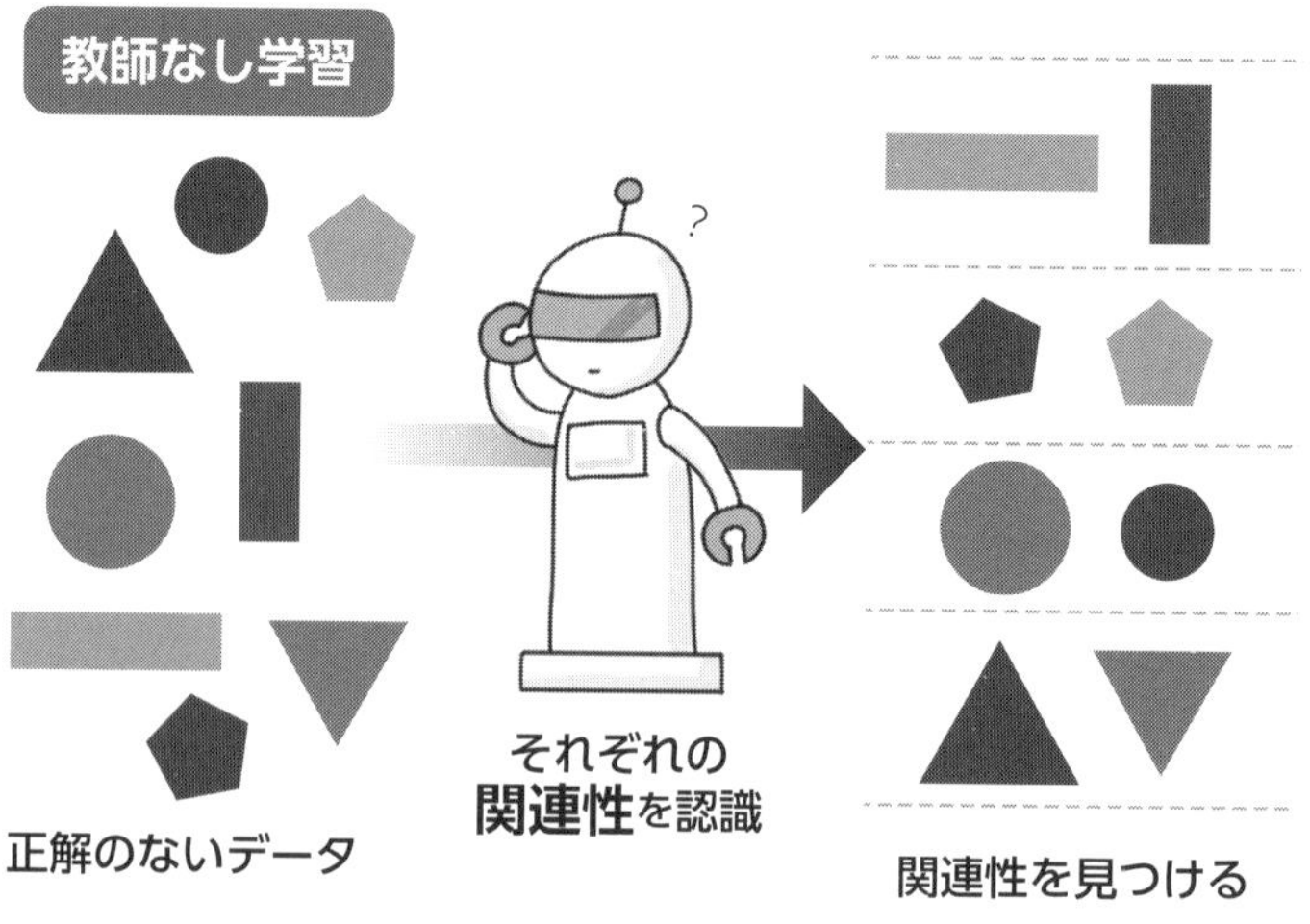

一方、「教師なし学習」は人間には気づきにくい関係を指摘する可能性があります。たとえば、スーパーの客の購入履歴を学習させ、ビールを買った客は紙おむつも買うことが多いといった、誰も気づかなかったパターンを発見することがあります。このデータをもとにビール売り場の隣に紙おむつ売り場を設けて、売り上げを伸ばした例があるそうです。しかし、何の役にも立たない分類をする場合もあります。

AIを進化させたディープラーニング

ディープラーニングは機械学習の一つの方法ですが、人間の脳の仕組みを参考にしています。人間の脳にはニューロンという神経細胞がたくさん存在します。各神経細胞はネットワークでつながり、電気信号でやりとりしています。私たちが頭で何かを考えるとき、脳内では神経細胞が信号を送り合っているのです。

このネットワークを真似たのがニューラルネットワークと呼ばれるシステムです。人間の脳が判断したり理解したりする仕組みをコンピュータに応用したものです。

「ディープニューラルネットワーク」のイメージ

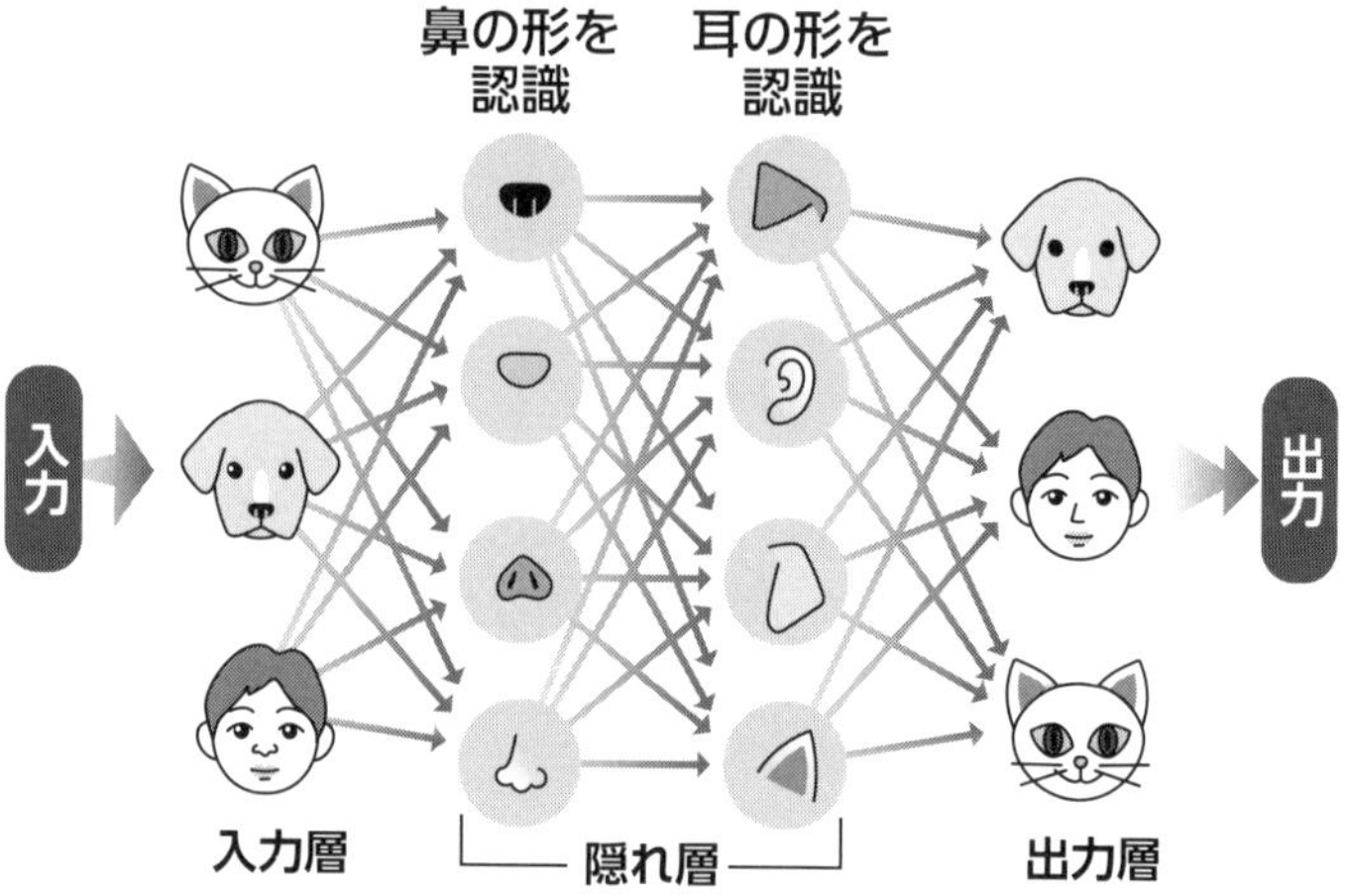

　ニューラルネットワークは、「入力層」「隠れ層」「出力層」の三つに分けられています。データを入力すると「入力層」「隠れ層」「出力層」の順番に流れ、答えが出力されます。「入力層」で入力後の簡単な処理をした後、「隠れ層」でデータの特徴を探ります。

　この「隠れ層」を何層にも重ねればＡＩが出す答えの精度が上がるため、「隠れ層」が２層以上のものをディープニューラルネットワークと言います。

　ディープニューラルネットワークを利用した機械学習のことをディープラーニング（深層学習）と呼びます。実際に使われているディープラーニングでは、「隠れ層」が１００

層以上にもなっています。こうした技術の発展は、人間の脳科学について、近年の急速な解明がなされたことを反映しています。

AIが動物を見分けた！

ディープラーニングで正しい答えを出すために必要なことは、何が重要な特徴なのかを決めることです。特徴ごとに「重要」か「それほど重要でない」かを決めることを、「重みづけ」と言います。

たとえば、画像から特徴をつかみ、対象物を識別する「画像認識」というＡＩの技術があります。犬を認識させようとする場合、ディープラーニングでは隠れ層の1層目で「耳」をチェックし、2層目で「目」をチェック、3層目で「しっぽ」、4層目で「足」、5層目で「色」という具合に、それぞれの特徴をつかんでいきます。隠れ層の最終層までチェックして、それぞれの層の重みづけをいったん決定します。

たとえば、1層の「耳」で区別するのが最も正答率が高いとＡＩが考えれば、「耳」が一番重い評価になるのです。そこで、人間が猫の新しい画像を入力してＡＩに判断させます。「犬だ」と間違った判断をした場合、「これは犬ではない」と教えると、ＡＩはどこを見直せばよいのか考え、３層の「しっぽ」にもっと重みを加えようなどと各層の重みづけを調整します。こうした学習を繰り返すことで、犬を見分ける正答率が高くなっていくのです。

ディープラーニングによる画像認識で画期的だったのが、２０１２年に発表された「グーグル（Google）の猫」という研究成果です。グーグル社の研究チームは、ユーチューブ（Youtube）に投稿されたビデオから無作為で１０００枚の画像を抽出し、ＡＩに学習させました。１０００枚の画像を学習する中で画像の内容の特徴（パターン）をつかみ、自動的に分類し、猫を認識できたのです。

「猫を見分けられることが、そんなに凄いことなの？」と思った人もいるかもしれません。人間なら幼児でも見分けられますからね。しかし、ＡＩに猫を見分けさせるために、それまでは１枚１枚の画像に人間が「これは猫」「これは猫ではない」とラベルを付けて学習させなければいけませんでした。グーグル社の研究は、人間がラベル付きの猫の画像を用意して学習させるのではなく、ＡＩが大量のデータを分析して自力で猫を分類できたことが画期的だったのです。

このようにしてＡＩは画像認識という、視覚情報を得る技術を獲得しました。ＡＩが「目」を持ったと言えます。ディープラーニングによる画像認識の技術は発展を続け、顔認証システムなどに広く取り入れられています。

世界王者に勝ったAI「アルファ碁」

ディープラーニングの進化を人々に印象づけたのは、囲碁でＡＩが人間の世界王者に勝ったことです。

ボードゲームの中でも囲碁は打つ手が膨大で、ＡＩが人間に勝てるのはまだまだ先のことだろうと思われていました。将棋は縦９マス×横９マスの81マスあり、ルールに従って打てる手は１回に80通り程度とされています。ところが、囲碁は縦19本、横19本の交点に碁石を置くので３６１交点あり、最初の一手だけで３６１通りあるわけです。

また、将棋や囲碁は今打つ手だけでなく、その先まで考えなければなりません。3手先として将棋の場合は、80×80×80で51万2000通りの中から一番効果的な手を選ぶことになります。囲碁の場合は、最初に置いた場所に次の碁石を置けませんから、2回目に打つ手は360通りになります。361×360×359で4665万5640通りの中から選択することになるのです。

実際の対戦では、もっと先まで読みつつ何百手も打たなければなりません。ですから、AIが囲碁で人間に勝てるのは、まだまだ先のことだと考えられていたのです。

グーグル社傘下のディープマインド社は、ディープラーニングによって過去のプロ棋士の対局のデータを大量に学習させた「アルファ碁」という囲碁専用のAIを開発しました。

2016年、アルファ碁は世界王者になったことがある韓国のイ・セドルと対戦し、4勝1敗で勝って世界中の注目を集めました。その後、人類最強の棋士と言われた中国のカ・ケツにも勝ってしまいました。

さらに、囲碁専用AIは強くなります。過去の棋士たちのデータではなく、囲碁のルールだけを学習し、自己対戦を繰り返して強くなる「アルファ碁ゼロ」が登場したのです。

そして、アルファ碁ゼロはアルファ碁に100戦100勝してしまったのです！ルールが決まっていることに対しては、必ずしも大量のデータはいらないことが証明されたわけです。大量のデータがないテーマでもAIが生かせる道があること、大量のデータが必要なければ開発のコストダウンにつながることなどがわかりました。

コラム

「古くて新しい戦法」はAIが教えてくれた?

将棋の世界には、「囲い」という戦法があります。

今や日本中の注目を集める藤井聡太棋聖が、令和2年8月の王位戦で「土居矢倉（どいやぐら）」という囲い戦法を採用したことが話題になりました。これは約80年前、土居市太郎名誉名人が得意とした戦法ですが、その後は採用する棋士も少なくなっていたようです。ところが、近年、AIがこの戦法を再評価しているせいか、「土居矢倉」を用いる若手棋士が現れるようになっていました。藤井聡太氏も、AIの考え方を参考にしたのかもしれないと話題になったのです。

ＡＩが、将棋という世界の奥深さを逆に人間に教えてくれたわけですが、これは将棋や囲碁に限ったことではありません。人間がかつて開発し、今では忘れられたり時代遅れになった方法や発明に対して、ＡＩが新たな角度から再評価を下しているケースは少なくないでしょう。このように、人間にとって意外で新鮮な「気づき」をもたらしてくれる可能性をＡＩは秘めているのです。

ディープラーニングで「ＡＩ美空ひばり」が！

２０１９年の大晦日、ＮＨＫ紅白歌合戦で「ＡＩ美空ひばり」が登場して新曲を歌ったことを覚えている人も多いでしょう。なぜ、１９８９年に亡くなった美空ひばりが新曲を歌えるのでしょうか？　そう、ディープラーニングを使ったのです。過去の音源などから、歌声や間の取り方、抑揚など歌い方の特徴をヤマハのＡＩが学習し、新たな楽曲で美空ひばりの歌声を合成して再現させました。

音声応答システムの仕組み

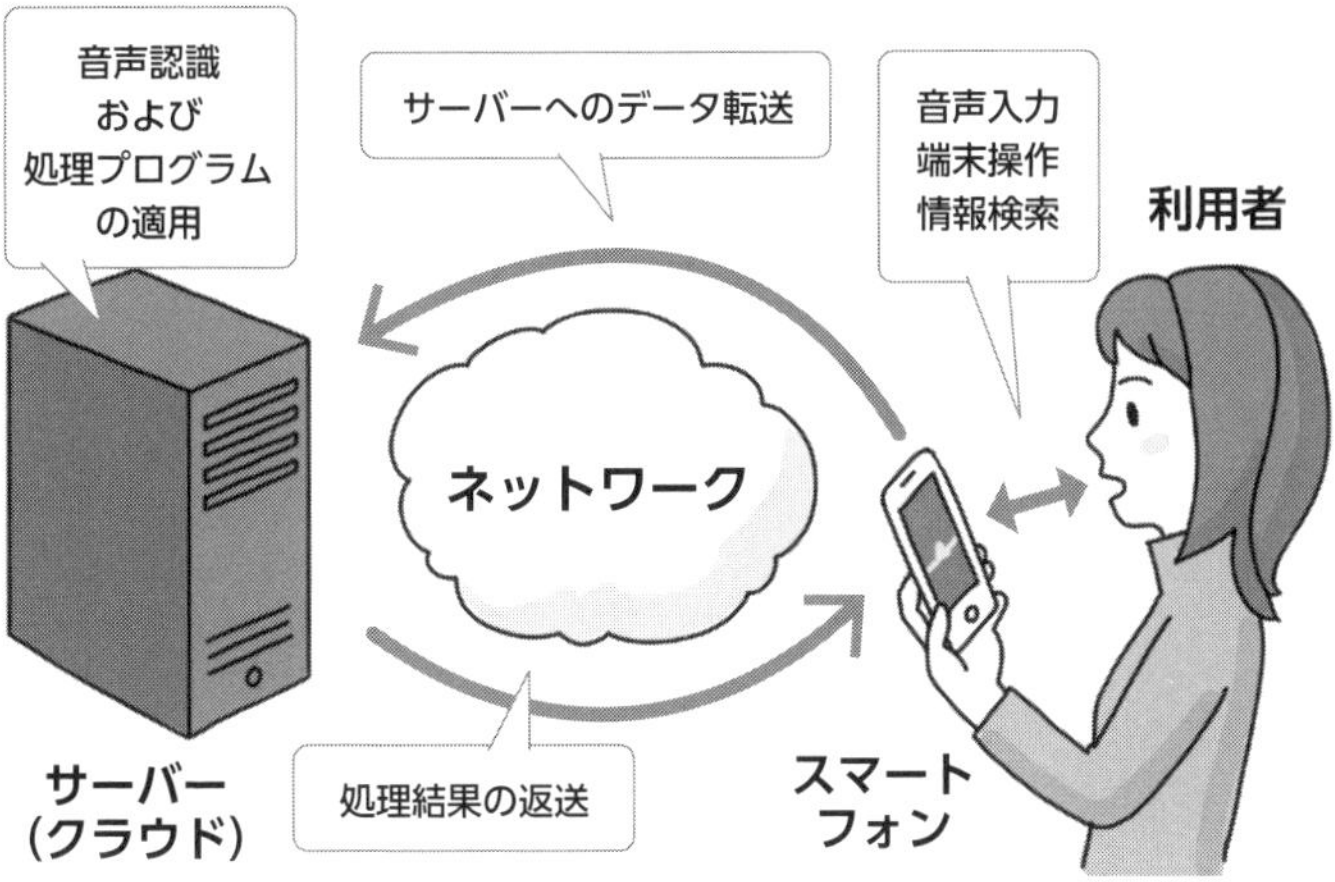

　このように、ディープラーニングによってＡＩの音声認識は飛躍的に精度が向上しました。人間の音声を認識し、ＡＩが応答する音声アシスタントＡＩは、スマホ、タブレット端末（タッチパネル式の平型端末）などに搭載されています。アップル（Apple）社の「シリ」やグーグル社の「グーグルアシスタント」などが代表的な音声アシスタントです。

　スマホに向かって「道順を教えて」というと答えてくれたり、「○○について知りたい」と尋ねると検索してくれたりします。

　ディープラーニングによって、ＡＩが発する音声も、イントネーションや単語の継ぎ目などが自然になり、違和感のないものになってきています。

音声認識を利用したＡＩによる自動翻訳も実用化しています。スマホなどで使う翻訳アプリは、ＡＩが外国語の音声を認識して外国語の文字に変換し、日本語に翻訳し、日本語で音声を合成してスピーカーから流すというシステムです。もちろん、日本語でしゃべって、外国語に翻訳するという逆パターンもＯＫです。スマホに翻訳アプリをダウンロードするだけで、外国人との会話が可能な時代になったのですね！

コラム

最新技術でディープフェイクが可能に!?

２０１８年、アメリカのコメディアンによって、オバマ元大統領がドナルド・トランプ氏を「完全な能なし」と批判する動画が作成されました。これがツイッターなどのＳＮＳで拡散され、ちょっとした物議をかもしたことがあります。しかし、この動画はまったくのフェイク（偽物）だったのです。まんまと騙された人も多かったようです。

このような、偽物とは容易に見抜けないほど精巧に合成された偽動画をディープフェイクと言います。これは、ディープラーニングを用いることによって可能になります。たとえば、誰かの顔を数万点ものパーツに分解し、さまざまな表情をAIがディープラーニングし、まったく別人の顔にすり替えて顔の表情を本物とそっくりに「作り出す」ことができるのです。最近ではその精度も上がり、普通に見ると「加工された動画だ」と見抜くのは困難です。

ここ数年、ディープフェイクをめぐる事件が急増しています。特にこの技術のターゲットになりやすいのは、芸能人や政治家などの有名人でしょう。

ディープフェイクをつくる側にはさまざまな思惑があるのでしょうが、情報を受け取る側も、フェイクである可能性も想定し、情報源の信頼性を常に意識するという「情報リテラシー」（情報を吟味する）を磨いていくことも必要になってくるでしょう。

暮らしを便利にする「IoT」

スマホやタブレット端末に搭載された音声アシスタントＡＩの仕組みは、37ページの図のようになっています。

スマホからインターネットを通じてクラウド（インターネット上のインフラやサーバー群）に情報（音声）を伝え、クラウドのＡＩが音声を認識し、答えを探して、インターネットを通じて送り、スマホから合成音声で答えを告げるというシステムです。

このようなシステムをパソコンやスマホなど情報機器だけでなく、あらゆるモノに応用しようとするのがＩｏＴ（アイオーティー）です。ＩｏＴとは、Internet of Things の略で、「モノのインターネット」と訳されています。

あらゆるモノをインターネットにつなげ、モノにセンサーを取り付けることでインターネット上のクラウドにデータを集め、必要であればＡＩがデータを分析し、ニーズに応じたフィードバックを行います。

IoT (Internet of Things)

さまざまな端末(デバイス)が
インターネットに接続される

それが、IoTです

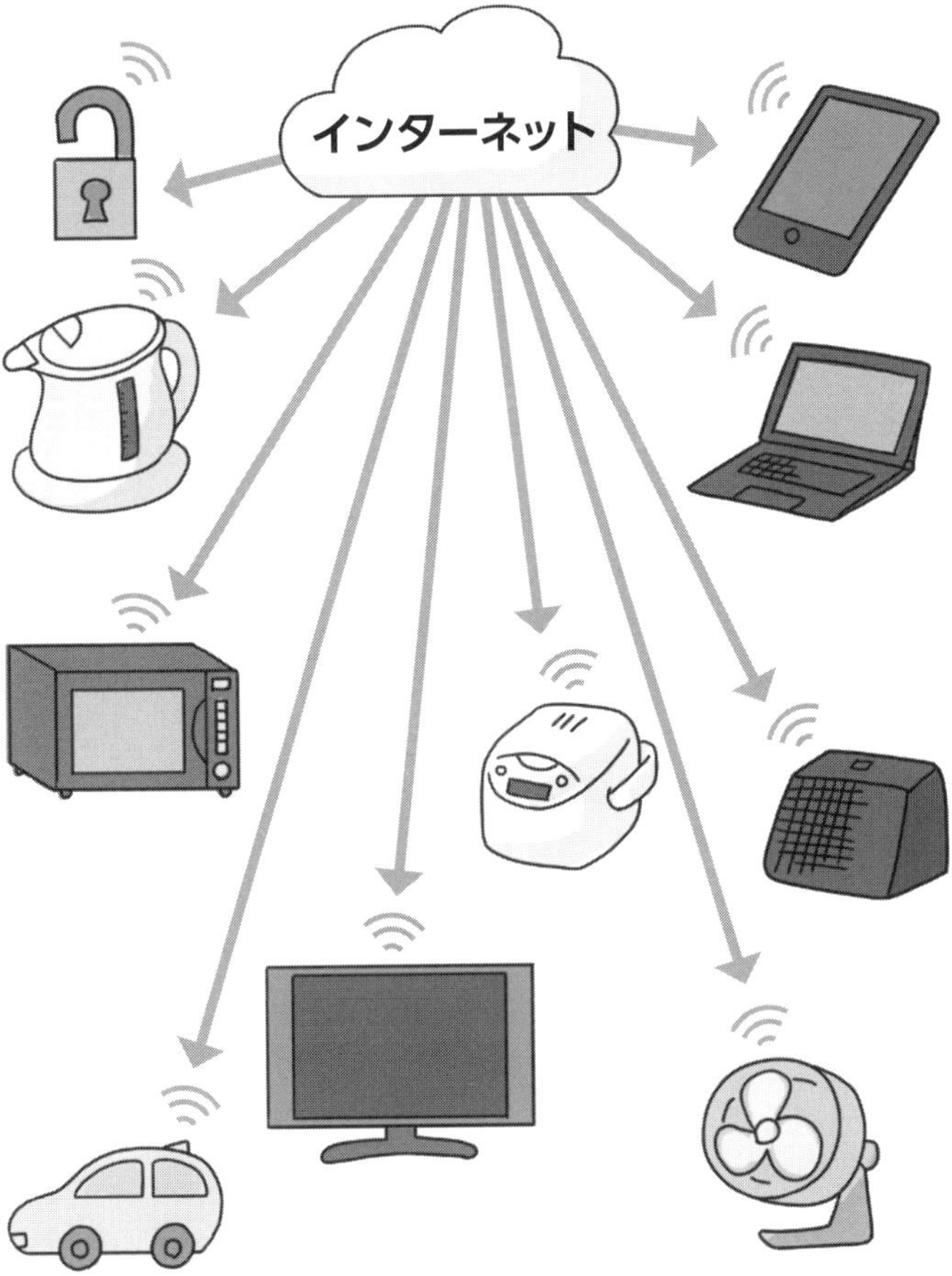

具体的にはIoTで、どんなことができるのでしょうか。

たとえば、外出先からスマホで家のエアコンを作動させ、帰宅した時に室内を快適な温度にしておくことができます。同様に、外出先から操作してお風呂をわかしておいたり、照明を点灯させておいたりすることも可能です。IoTは遠隔操作ができることが大きな特徴です。

もう一つの特徴は、離れた場所にあるモノの状態を知ることができること。スーパーでスマホから自宅の冷蔵庫の庫内を見て在庫を確認、同じ食材を買わないようにできます。家に残してきたペットの様子も確認できます。

IoTは家庭内だけではなく、広く社会で実用化されています。

農業分野ではIoT化が進んでいます。たとえば、ビニールハウスの土の中に点滴チューブを張りめぐらし、温度や湿度、土壌の水分などの情報をもとに、AIが判断した適量の水や肥料を自動的にまいています。家にいながらパソコンやスマホでハウス内の様子を確認したり、設定を変更したりすることもできます。

製造業では工場の管理に役立っています。機械に異常がないかを検知したり、工程の進捗状況を把握したりといったことが、すべてクラウドで管理できます。部品の在庫管理もお手のものです。保守点検や工程管理のコスト削減につながっています。

交通分野では、オンデマンドバスというシステムを採り入れている自治体があります。利用者がスマホ経由で乗車地点や時間を連絡すると、ＡＩが効率的なルートを探して運行するバスです。バスや利用客の位置情報などをクラウドで管理し、ＡＩが分析して指示を出します。タクシーより割安で、路線バスより待ち時間が短いなどのメリットがあり、観光地や過疎地などで利用されています。

このようにＩｏＴが広がり、私たちの暮らしは急速に変わりつつあります。

AIが苦手なことって？

大量のデータを処理し、分析して推論することはＡＩの得意分野です。計算間違いなどあり得ません。問題に対して迅速に判断し、的確な対処法を提案できます。

しかし、ＡＩは万能ではありません。苦手な分野もあるのです。

先に、ＡＩの第２次ブームで開発されたエキスパートの説明でも述べましたが、「人間の常識」を持たせることが難しいのです。たとえば、40キロ離れた場所への移動方法をＡＩに問うと、「一番安い方法なら徒歩、一番速い方法ならヘリコプター」という答えが返ってくる可能性があります。40キロ歩くには休憩なしで10時間前後かかり、また、ほとんどの人はヘリコプターに乗ったことがないでしょう。どちらも現実的ではなく、通常の選択肢には入りませんが、そうした常識をいちいちＡＩに学習させるのは困難なのです。

また、人間の感情のようなデジタルに変換できないことを、ＡＩが認識することは難しいでしょう。「もう、いいから」という言葉をいたわりと取るのか、怒りと取るのか、あきらめと取るのか。言ったときの状況、言った人の性格などを踏まえて判断しなければなりません。

ディープラーニングによって、さまざまな人間関係、状況下での言葉の使われ方が学習され、ＡＩも人間の感情を正しく判断できるようになってきたとされていますが、恋愛感情や友情など複雑で微妙な心情の場合など、理解するのはまだ無理だろうと言われています。

そのほか、ゼロから何かを創造することができません。絵を描くＡＩや音楽を作るＡＩがありますが、過去の創作物をデータとして処理しながら、つなぎ合わせたものです。データがない、ゼロの段階から創作することはできないのです。

まだ「鉄腕アトム」は存在しない！

今まで「ＡＩとは何か」について、具体例を挙げながら説明してきました。しかしながら、「ＡＩとは何か」という明確な定義はありません。人によって、時代によって、定義が違っているのです。

たとえば、自動洗濯機には人間が設定した通りに給水、洗い、排水、すすぎ、脱水と進むプログラムが内蔵されています。これをＡＩという人もいます。しかし、技術が進歩し、洗濯物を投入すれば、人間が設定しなくても、洗濯量や布地の種類、汚れ具合などをＡＩが判断して、適切な水量、洗剤量、洗濯時間を決める洗濯機が登場すると、それまでの人間が設定する洗濯機のプログラムはＡＩではないという人が出てきます。

今はＡＩと考えられているものも、将来はＡＩとはみなされないかもしれません。それだけ、人間にとってＡＩは未知の部分が残っているということでしょう。

そして、この章の最後にお伝えしたいのは、おそらく皆さんがＡＩ＝人工知能と聞いて真っ先に思い浮かべるだろう、鉄腕アトムやドラえもんなど人間と同じようなロボットは、まだ存在していないということです。

鉄腕アトムやドラえもんは、人間と自由に会話し、人間と同じように学んだり、遊んだりします。人間と同じく豊かな感情を持っています。しかし、前項でＡＩが苦手なことを説明したように、人間の常識を持ち、人間の細やかな感情を理解し、新しいことを創造できるＡＩは、まだ存在していません。

鉄腕アトムやドラえもんなど、人間と同じように何でもできるＡＩを「汎用型ＡＩ」と言い、決められた分野なら人間よりも高い性能を発揮するＡＩを「特化型ＡＩ」と言います。

汎用型ＡＩを「強いＡＩ」とも呼び、特化型ＡＩを「弱いＡＩ」と言うこともあります。

お掃除ロボットは、掃除はできても洗濯はできません。「アルファ碁」は、囲碁は強くて

「強いAI」と「弱いAI」

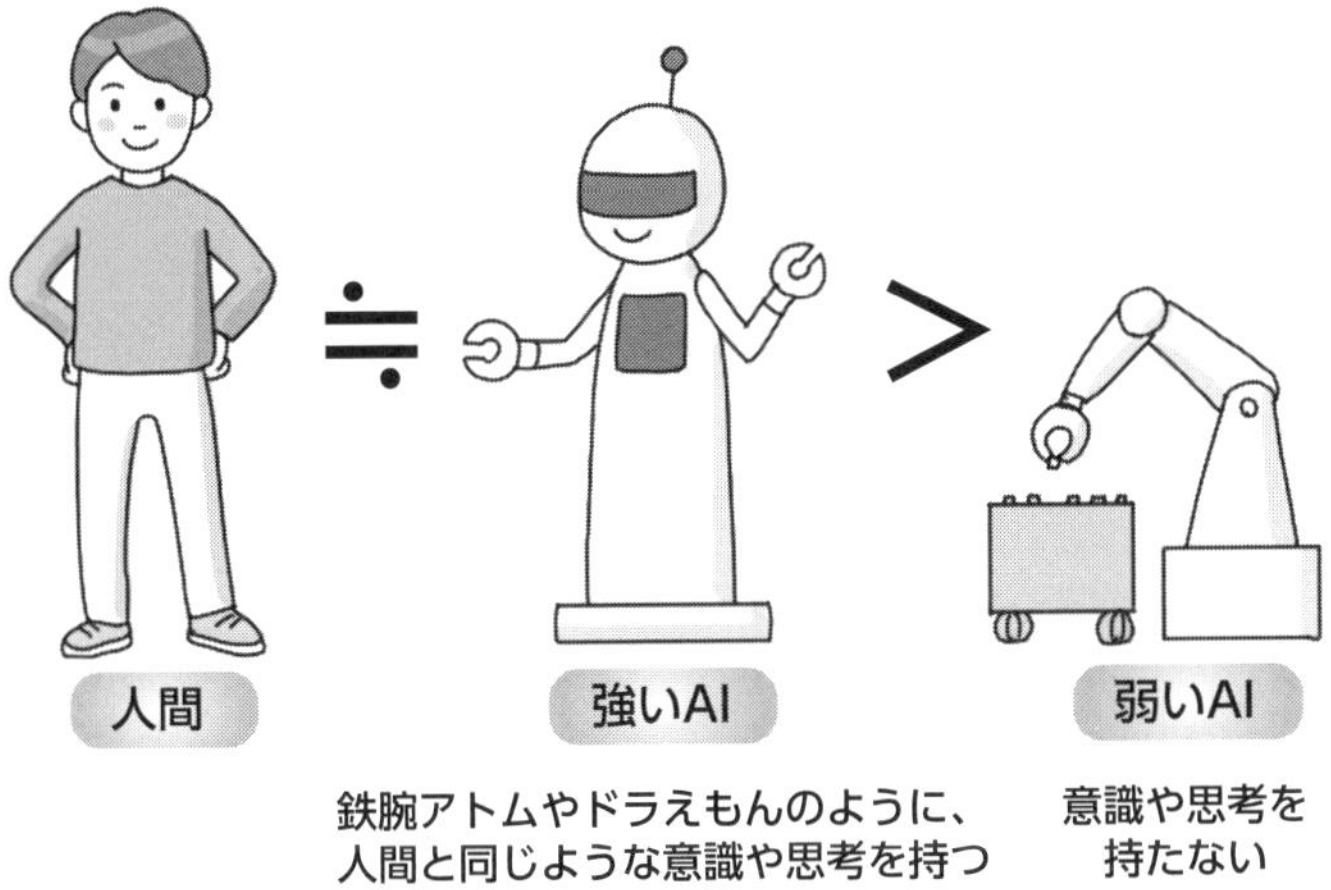

もビリヤードはできません。したがって「弱いAI」ということになります。

しかし、特化型AIが私たちの生活を便利にし、さまざまな産業分野で活用されて業務が効率化されていることは、今まで紹介してきた通りです。

人類の夢とも言える汎用型AIを目指す研究も進められています。特化型AIも、さらに広いジャンルに普及し、もっと進歩していくことでしょう。

第２章

AI医療が変える高齢社会

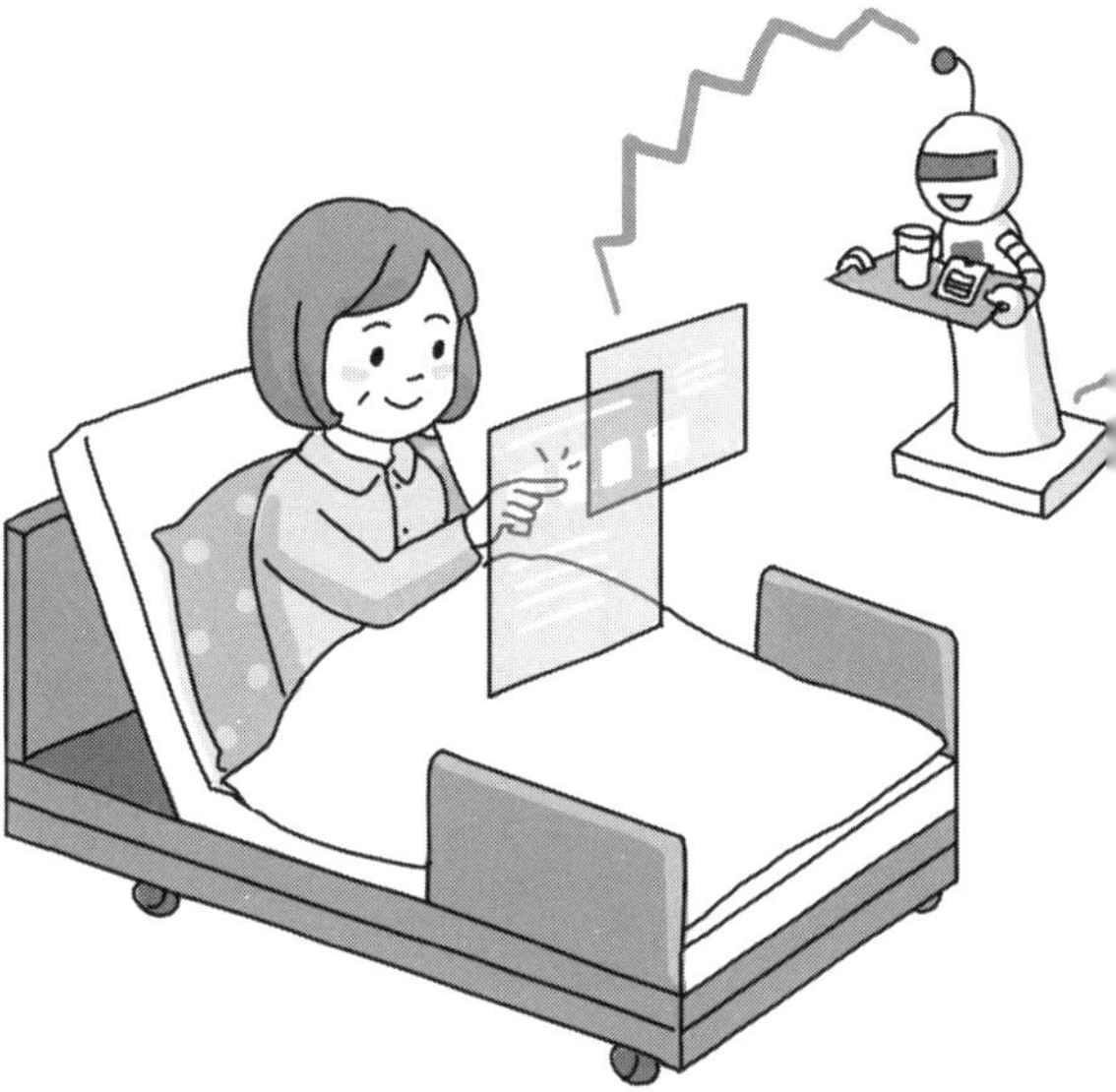

日本は3人に1人が高齢者の時代

テレビや新聞で「日本の高齢化が今後の大きな問題」と報じられているのを目にすることも多いのではないでしょうか。65歳以上の高齢者が総人口に占める割合を高齢化率と言い、7％を超えると高齢化社会とみなされます。

日本は1970年に7・1％となって高齢化社会に突入し、その後も上昇を続けて2005年には20・2％で世界一となり、2018年にはなんと28・1％に達しています。今後も高齢化率の上昇は続く見込みで、国立社会保障・人口問題研究所の推計によると、2025年に30％に、2040年には35・3％になる見込みです。生まれたばかりの赤ちゃんも含め、3人のうち1人が高齢者という時代を迎えているのです。

働き手の若い世代が少ない高齢化社会では、労働力不足が深刻になります。2015年には高齢者（65歳以上）1人を現役世代（15〜64歳）2・3人が支えていましたが、2065年には高齢者1人を現役世代1・3人が支えることになってしまいます。

医療スタッフも介護スタッフも人手不足

高齢化の波は医師の世界にもやってきています。病院に勤務する医師の平均年齢は１９８２年に40・２歳だったのが、２０１８年には44・８歳と４・６歳上がっています。60歳以上は15・２％を占めています。日本の高齢化が進むほど、医師の高齢化も進んでいくでしょう。医師が高齢になれば24時間対応が必要な診療科は敬遠され、肉体的負担の少ない勤務先を選びがちになります。診療科によっては医師の不足が出てくるでしょう。

また、都市部と地方との医師の偏在の問題も解決していません。専門性を高めたい医師は、先端技術が学べる都市部の病院で働きたいという意向が強いですし、子どもの教育など生活環境を考え、地方ではなく都市部の病院勤務を選ぶ場合もあるでしょう。

看護師の世界でも人手不足は常態化しています。２００８年に日本看護協会が行った調査では、交替勤務をする看護職員の23人に１人が時間外労働など過労死危険レベルの勤務をしていることがわかりました。全国の病院勤務の看護職員２万人に相当します。

そのような労働環境もあり、看護職の離職率は高いと言われています。同協会の2019年の調査では正規雇用看護職員の離職率は10・7％です。既卒採用者（中途採用）に限ると17・7％になっています。

介護スタッフの人手不足も深刻化しています。

「1人の求職者に対してどれだけ求人があるか」を示す有効求人倍率という指数があります。2020年6月の統計では1・02（パートを除く）でしたが、職業別で見ると「介護サービスの職業」は3・38です。つまり、介護職に就くことを希望している人1人に対し、3社以上の求人があるということです。他の職業に比べて、いかに人手不足なのかが数字に表れています。

高齢者が多くなれば認知症対策、介護、リハビリなどへのニーズが高まるでしょう。しかし、医療スタッフや介護スタッフの人手不足が懸念されます。そこで、打開策としてAI導入の必要性が提唱され、介護や看護などを支援するAI機器の開発や導入が進み始めています。また、高齢者本人の健康状態の改善を目的としたAIの活用も活発になってきています。

認知症とAI

AIを活用して徘徊防止

厚生労働省の研究班の調査では、認知症患者の人数は２０１２年時点で約４６２万人です。65歳以上の高齢者の15％が発症していると推計されています。そして、２０２５年には７３０万人に増え、高齢者に占める割合は約20％になると予測されています。数年後には高齢者５人に１人が認知症患者ということになるわけです。

認知症の家族を介護した経験のある人も大勢いらっしゃるでしょう。認知症患者の介護で大変なことの一つは徘徊です。24時間見守っているわけにもいかず、ちょっとした隙に家を出て行ってしまい、行方不明になって慌てたという話はよく聞きます。

徘徊先で転んで骨折したり、交通事故に遭ったり、熱中症や低体温症になったりなどの心配があり、認知症患者を抱える家庭では、ＧＰＳ機能付き携帯電話を持たせて、居場所がわからなくなったときに活用していることが多いようです。

日本における認知症の人の将来推計

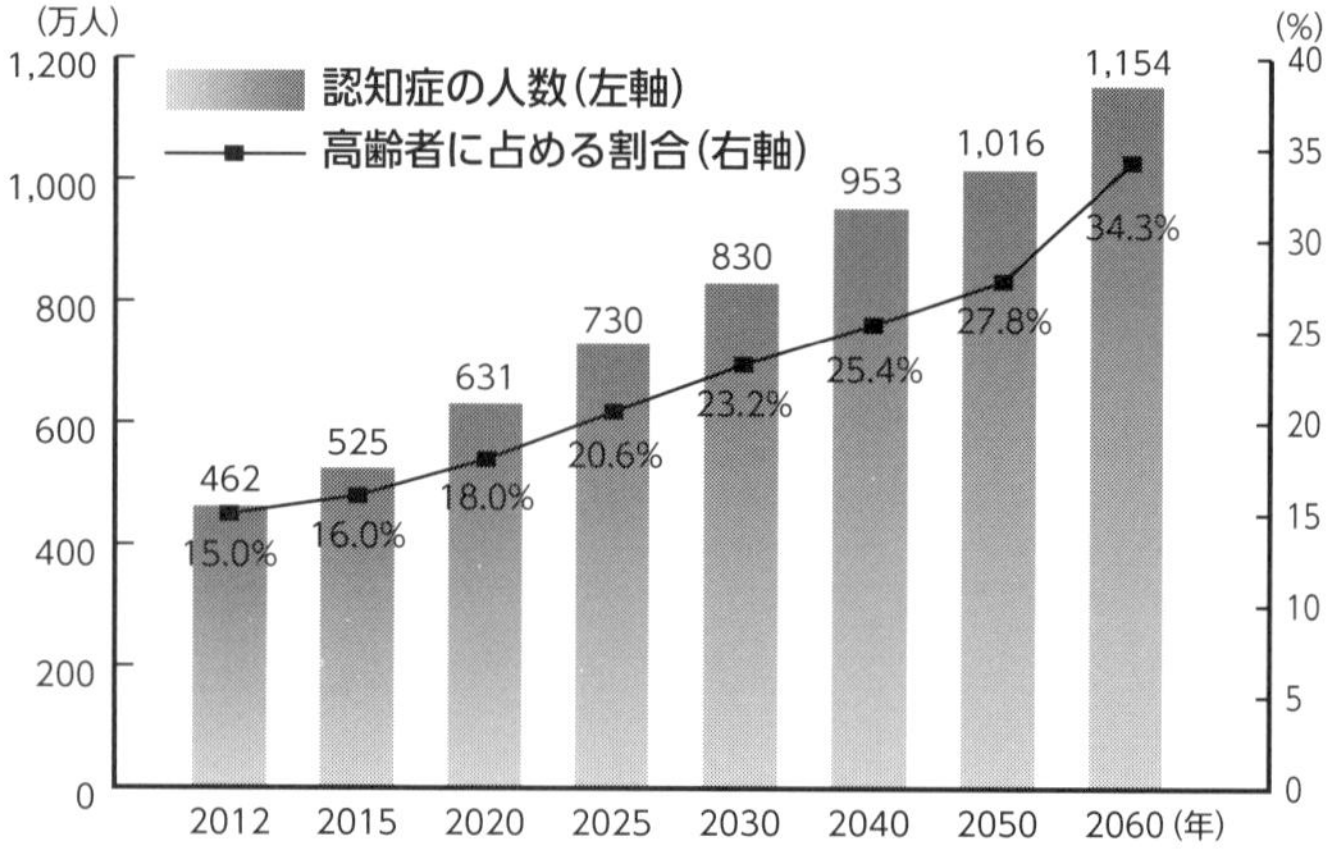

(三菱UFJ信託銀行のHPと厚生労働省のHPより作成)

当院では、救急医療を積極的に受け入れているので、高齢者が徘徊し、市道等で倒れるなどしてしまい、救急搬送されるケースは少なくありません。

こういう方は入院当初は衰弱されているのですが、点滴等で元気になって自立歩行ができるようになると、逆に居場所不明になることが年に数例あります。

こういった危険がありますので、センサーマット対応などを行い、こうした事態にならないように対策を講じてはいますが、限界があります。

多くは、タクシー等で自宅に帰っておられるのですが、行方不明になってしまった場合には、すぐに管轄の警察署に連絡し、捜索活動を開始してもらいます。地域の医療現場としては、このようなケースを予防するためにも、ＡＩには大いに期待しているわけです。

認知症患者の徘徊が問題になるのは介護施設でも同様です。施設の出入口にスタッフが常駐するか、出入口をロックして入所者の家族や業者が出入りする際にスタッフが開錠する対応を行っているところが多いようです。

しかし、24時間常駐のスタッフを置くのは経費がかかりますし、ロックを必要に応じて開錠するのは、スタッフにとって手間がかかることです。

そこでＡＩによる徘徊検知システムが開発され、実用化されています。

一つはＡＩの顔認証技術を使ったものです。あらかじめ入所者の画像を学習させ、出入口にカメラを設置して入所者の姿を捉えると、スタッフに通知がいきます。施設の出入口と対象フロアの出入口にカメラを設置するだけで効果を発揮します。登録された入所者にだけ反応するので、入所者の家族や業者などが出入りするたびにスタッフに通知が行ったり、ブザーが鳴ったりするなどの面倒はありません。

顔認識機能によって、徘徊を一目で感知できるシステム

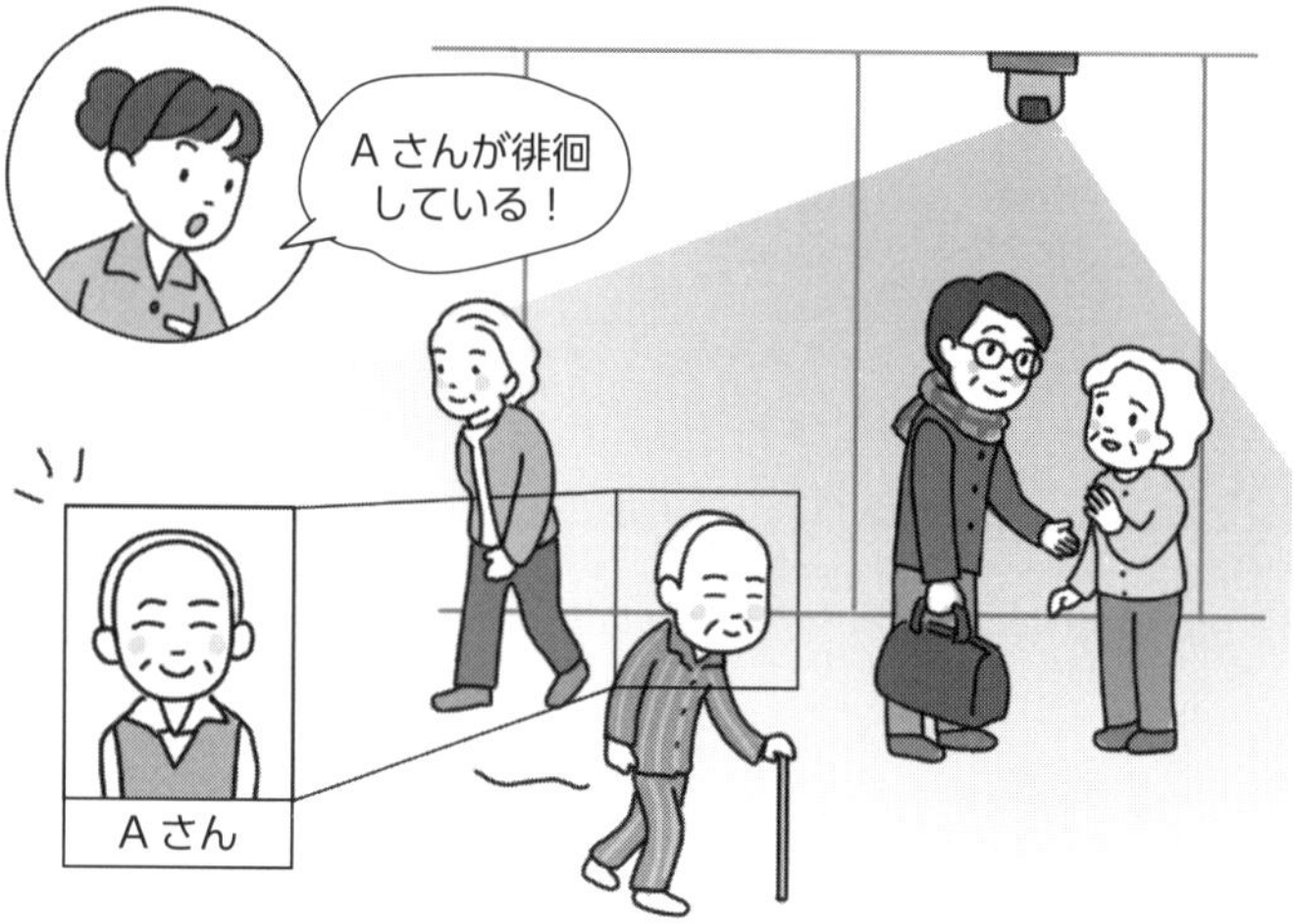
Aさんが徘徊
している！
Aさん

居室などにセンサーを設け、行動を検知するシステム

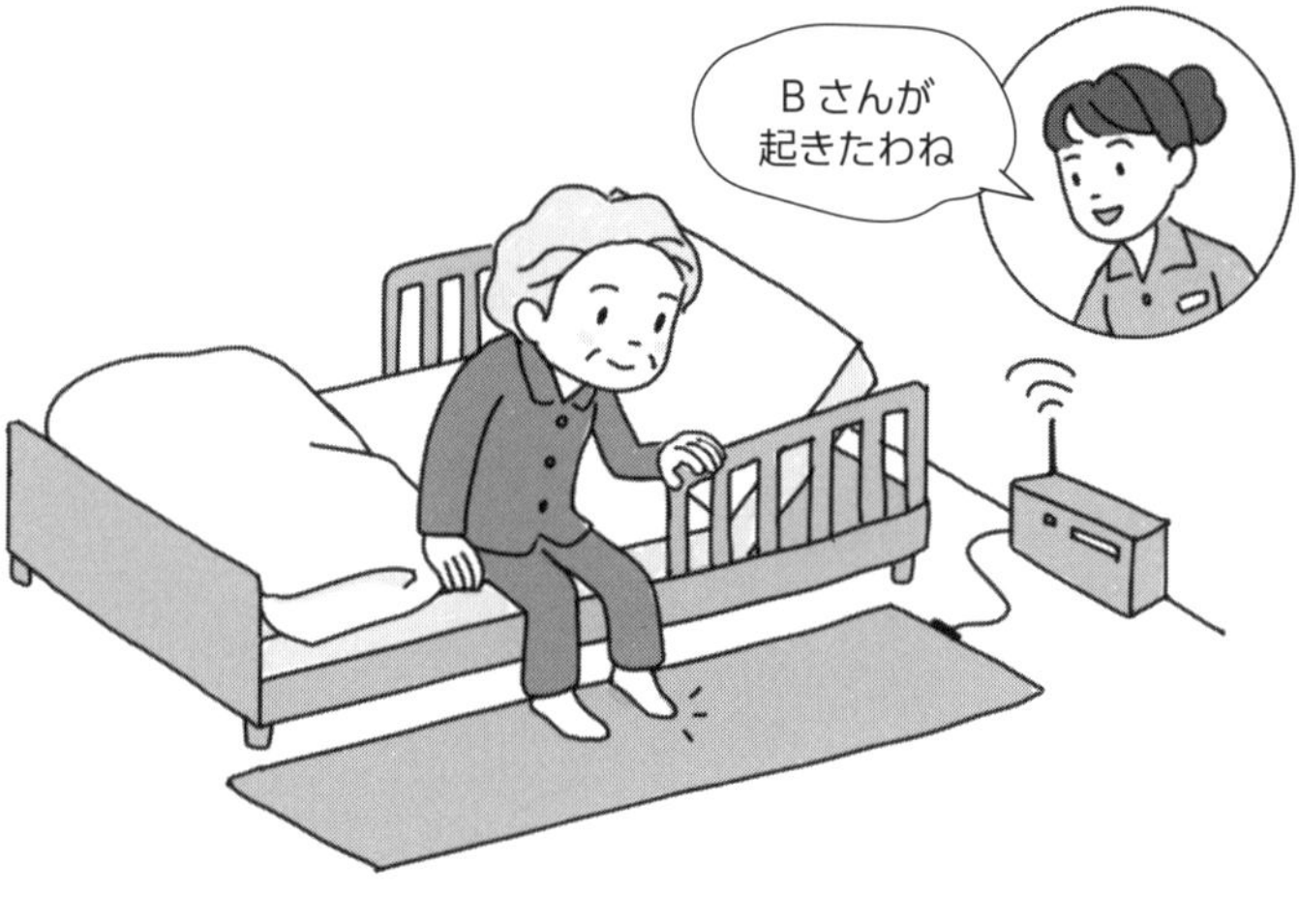
Bさんが
起きたわね

もう一つの方法はセンサーで検知する方法です。居室にセンサーを設置し、入所者の行動をＡＩがパターン認識します。異常な時間の退室などを検知して徘徊防止につなげるほか、転倒やうずくまりなどの異常もわかり、画像とともにスタッフに知らせます。検知記録は自動保存されるので、後からの確認にも使えます。

AIによる認知症の早期発見

認知症とは、認知機能が後天的な障害によって低下し、日常生活や社会生活に支障をきたすようになった状態を指します。認知とは、覚える、見る、聞く、話す、考えるなどの脳の知的機能のことです。

認知症は病気の名前ではなく、症状を表す名前です。認知症の原因となる病気はいろいろあり、脳梗塞などの脳血管障害、パーキンソン病など脳神経変性疾患、ヤコブ病などの感染症などがあります。わが国の認知症の半数を占めると言われるのが脳神経変性疾患に含まれるアルツハイマー病です。海馬《かいば》と呼ばれる領域を中心に脳が徐々に萎縮していき、記憶力や認知機能が損なわれていきます。

アルツハイマー病は、1906年にドイツの精神科医アルツハイマー博士が学会で脳の萎縮と認知機能の障害に関連があることを発表し、その功績でアルツハイマー病と命名されました。そして、1980年以降、分子生物学や遺伝子学の進歩により、臨床研究が進みました。

認知症発症を高める要因として、加齢、遺伝子、うつ病、生活習慣病、頭部外傷などがあり、予防するには知的刺激、運動、食事、社会参加などのライフスタイル改善などが挙げられます。自分でコントロール可能なものとして、生活習慣病を管理し、適度な運動やバランスの取れた食生活などライフスタイルを改善することが勧められています。

認知症は突然発症するのではなく、徐々に認知機能が低下していきます。現在、認知症の根本的解決方法はありません。しかし、認知症の兆候を早期に発見して治療を開始すれば、発症や進行を遅らせることができると考えられています。

認知症発症の原因として、アミロイドというタンパク質がたまって海馬や大脳皮質の細胞が死ぬという「アミロイド仮説」が有力視されています。さらに、早い時期から脳幹にたまるタウというタンパク質の存在もわかってきました。

アミロイドやタウがたまり始める初期の研究が、世界中で行われるようになりました。物忘れはするけれど日常生活に支障がない場合を、軽度認知障害＝ＭＣＩ（Mild Cognitive Impairment）と捉え、さまざまな治験が行われましたが、さしたる効果は得られていません。さらに、その前の段階であるプレクリニカル期で治療を始めれば、効果が出るかもしれないという期待が持たれています。

しかし、ＭＣＩやプレクリニカル期であることをどうやって診断するのか、適正な検査方法が見つかっていません。

そこで、ＡＩを利用した認知症の早期発見の研究が大学などで進められています。

長崎大学の研究グループは、ＩoＴ（モノのインターネット。40ページ参照）とＡＩを活用して、日常生活の行動から認知症の予兆を検知するシステムを開発しています。

１円玉ほどの小型センサーを家電や家具に取り付け、トイレの回数やゴミ箱を開けた回数などを検知し、ＡＩが生活行動パターンを把握します。認知症になると以前のように家事ができなくなり、外出や会話が減ることが多いので、ＡＩが行動パターンの変化から認知症の予兆を捉えると、ケアマネージャーや家族に伝えます。

認知症を早期発見するロボットが登場

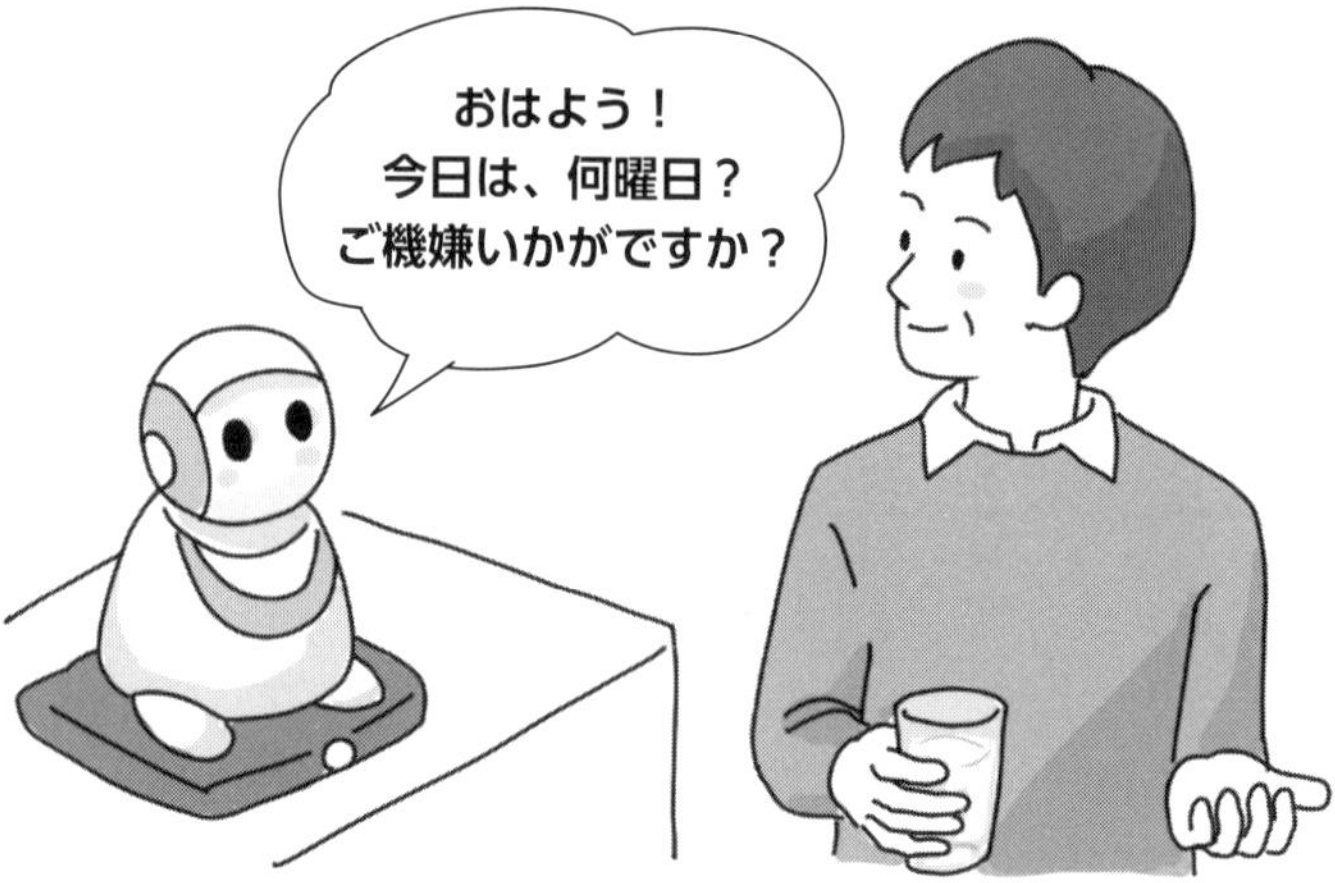

２０２０年１月の開発発表時のデモンストレーションでは、男性が冷蔵庫から水の入ったペットボトルを取り出し、薬箱を開けると、ＡＩを搭載した会話型ロボットが「薬を飲んだの？　何の薬？」と聞いていました。冷蔵庫と薬箱に貼られたセンサーから情報を受け取り、薬の服用を察知したのですね。

長崎大学病院で実証実験を行い、データ収集機能などを検証するそうです。発症が見逃されがちな一人暮らしの高齢者や専門医の少ない離島などでの活用が期待されています。

また、２０２０年にパナソニックグループと国立循環器病研究センターが、共同でＭＣＩの早期発見の研究に取り組み始めると発表しています。

パナソニックグループのサービス付き高齢者向け住宅で、テレビなどの家電、トイレ、ベッドなどにセンサーを設置し、家電操作や睡眠状況、トイレの使用回数などをモニタリングします。認知機能が低下するとリモコン操作が遅くなり、睡眠の途中で目覚めることが多くなるなどの傾向があるため、モニタリングで認知機能の低下を早期に発見しようという試みです。

ＡＩによって認知症の予兆を捉えたり、認知症を発症しているのに本人も周囲も気づかない場合にＡＩが察知したりすることで、早めの受診につながれば発症や進行を遅らせることができるかもしれません。

介護とＡＩ

ＡＩ搭載の入浴支援ロボットも

介護施設でも自宅でも、入浴介助は重労働です。そこで、全自動で体を洗う入浴支援ロ

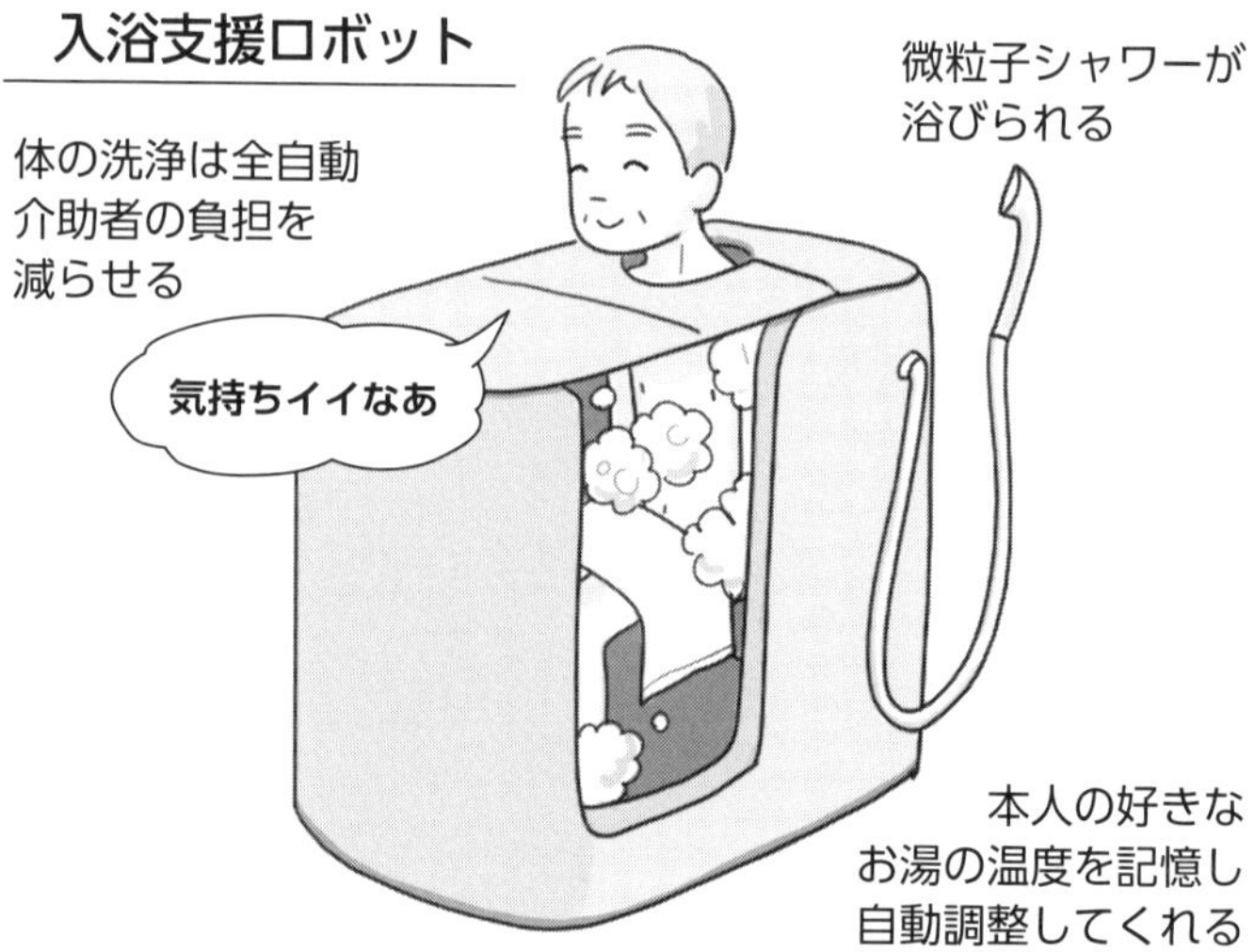
入浴支援ロボット
体の洗浄は全自動
介助者の負担を
減らせる
気持ちイイなあ
微粒子シャワーが
浴びられる
本人の好きな
お湯の温度を記憶し
自動調整してくれる

ボットが開発されています。

エア・ウォーター社の「シャワーオール」は、畳一畳分ほどの大きさで、座って微粒子シャワーが浴びられます。

通常の浴槽の場合、40センチ程度の高さをまたがなければなりません。この段差を超えられないため自分で入浴できなくなるケースが多いのですが、これは15センチ程度またげばすみます。利用者ができるだけ自立した生活ができるよう、配慮された入浴支援ロボットなのです。

体の洗浄は全自動なので入浴介助者の負担が減ります。そして、ミストシャワーなので利用者がおぼれる心配がなく、介護施設では

入浴介護ロボット

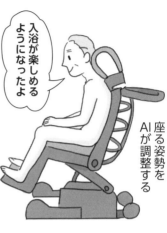

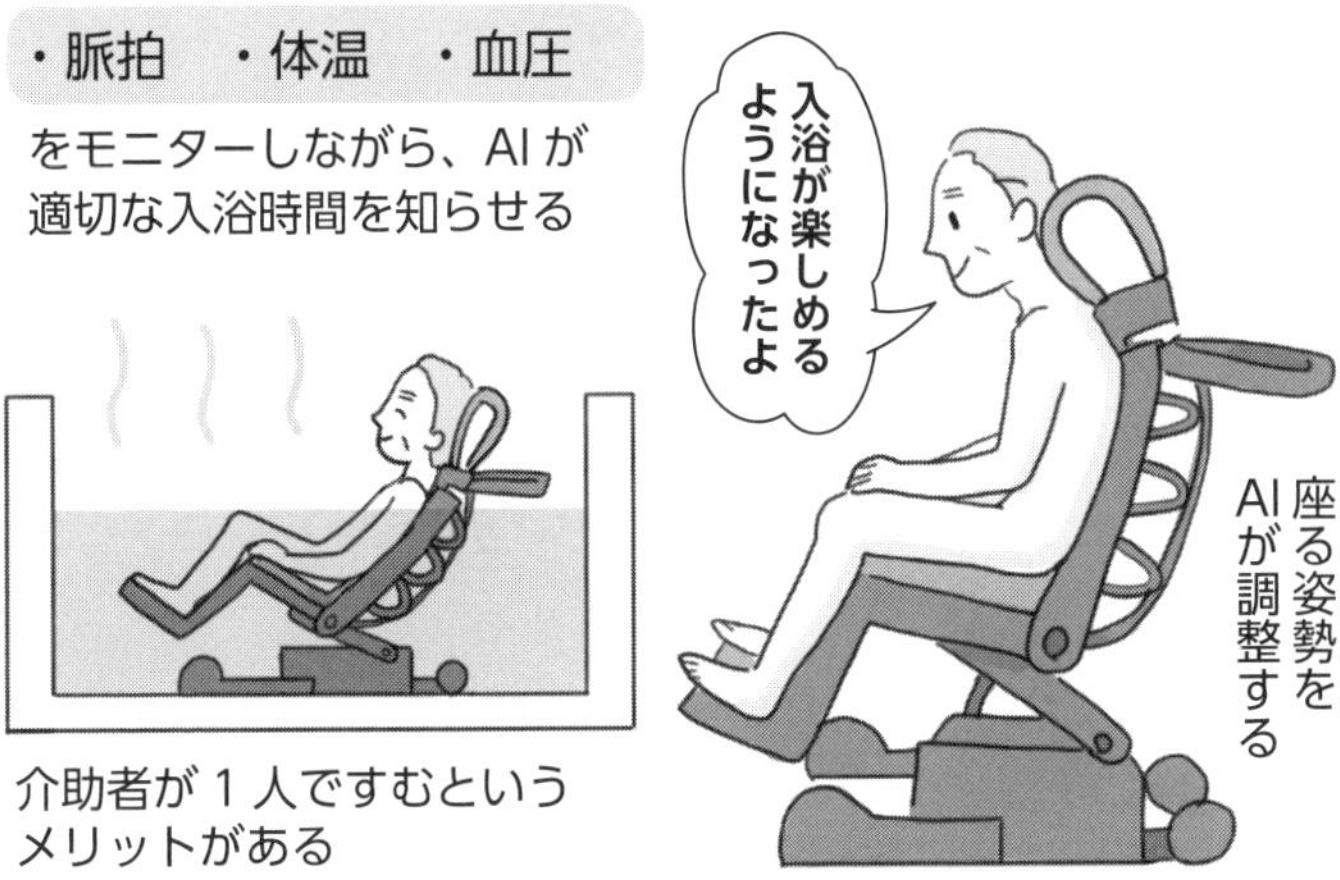

・脈拍　・体温　・血圧
をモニターしながら、AI が
適切な入浴時間を知らせる
入浴が楽しめる
ようになったよ

AIが調整する
介助者が１人ですむという
メリットがある

入浴介助者の人数を減らせるというメリットもあります。

ＡＩを搭載した入浴介護ロボットの開発も進んでいます。

富山大学が開発しているのは、ＡＩを組み込んだイス型の入浴介護ロボットです。介助者が利用者をイス型ロボットに乗せると、あらかじめ登録されている利用者の体形に応じて座る姿勢をＡＩが調整します。介助者はイス型ロボットを浴室まで押していき、利用者の体を洗います。

車イスを利用している人たちの入浴には、入浴リフトで対応するケースが多いのですが、リフトを操作する人と利用者の体を支える人と2人の介助者が必要になります。AI搭載のイス型ロボットは利用者に自分から近づいていくので、介助者は1人ですむそうです。AIを搭載することで人手不足を緩和する効果も期待できそうです。

AI搭載のコミュニケーション・ロボットが人気！

介護を支援するロボットにはさまざまなものがありますが、AI搭載ロボットとしてコミュニケーション・ロボットが注目を集めています。

皆さんは、テレビなどでソニーが開発した犬型ロボット「アイボ」を見たことがありませんか。1999年に発売され、2017年には最新AIを搭載してリニューアルされました。持ち主のアクションに応じて自律的に行動し、顔認証や音声認識の技術で簡単な指示を実行できます。まさにペット・ロボットですね。アニマルセラピーに近い効果が得られます。

また、産業技術総合研究所が開発したアザラシ型ロボット「パロ」も、介護老人保健施設での実証実験で、うつの改善やストレス低減、会話の増加などの効果が認められ、「最も治療効果のあるロボット」としてギネスにも認定されているそうです。アメリカでは医療機器として承認されています。

会話ができるコミュニケーション・ロボットも開発されています。その中でも実績を積み重ねているのが富士ソフト社の「パルロ」です。

このロボットは音声認識の技術で会話ができ、顔認証技術を使って相手の顔と名前を覚えることができます。過去の話題もＡＩが記憶していて、その話題に必要な情報をインターネットで収集して会話に生かすことも可能です。

「〇〇さん、こんにちは」

「〇〇さん、今日は俳句が作れましたか」

「昨日、〇〇さんが応援している阪神タイガースが勝ちましたね！」

などという日常会話ができます。

会話だけでなくレクレーションの司会も得意です。クイズを出したり、一緒に歌ったり、ダンスをしたり……。

インターネットから情報収集できるので、毎日違うクイズや歌を選ぶことなど簡単です。

ロボットとのふれあいで認知症を予防する

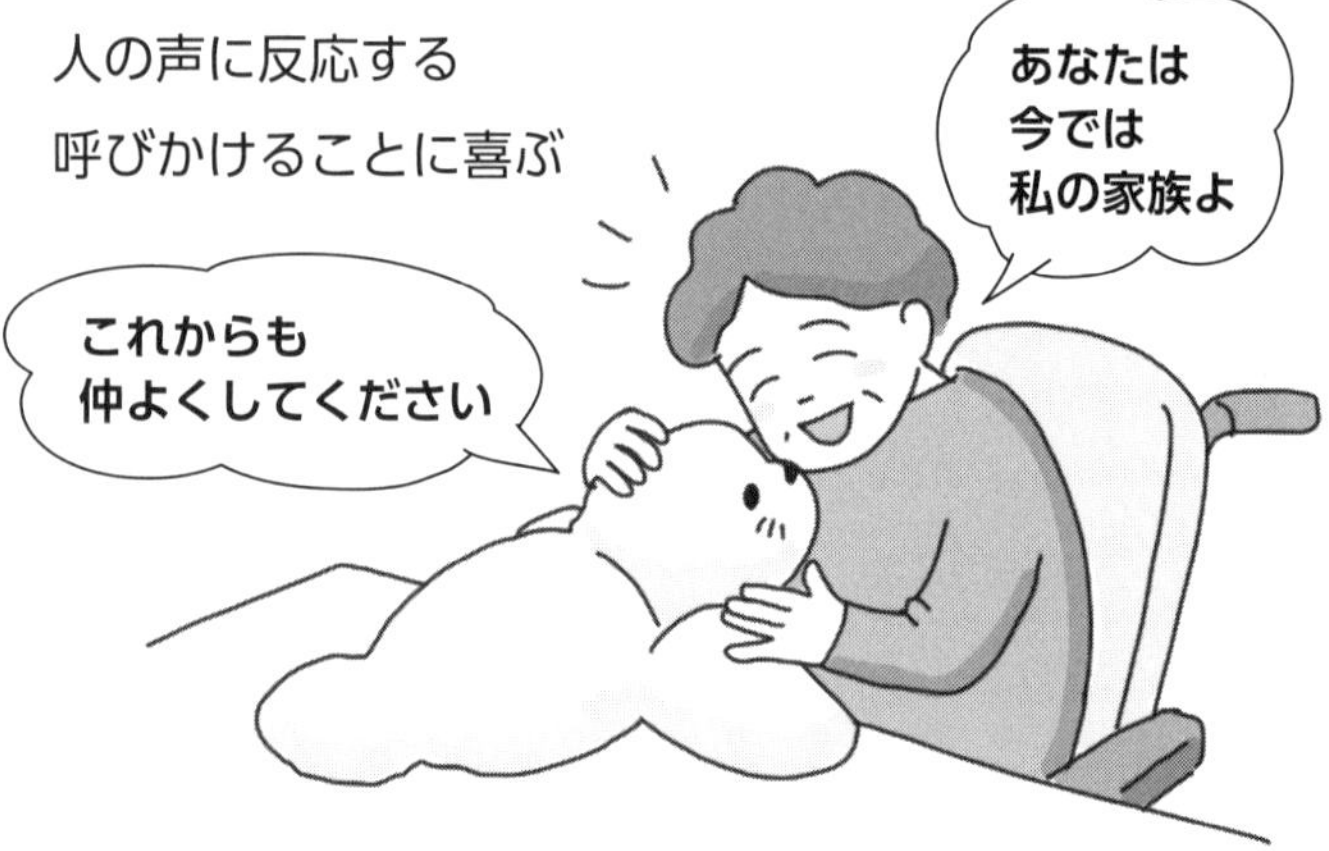
人の声に反応する
呼びかけることに喜ぶ
あなたは今では私の家族よ
これからも仲よくしてください

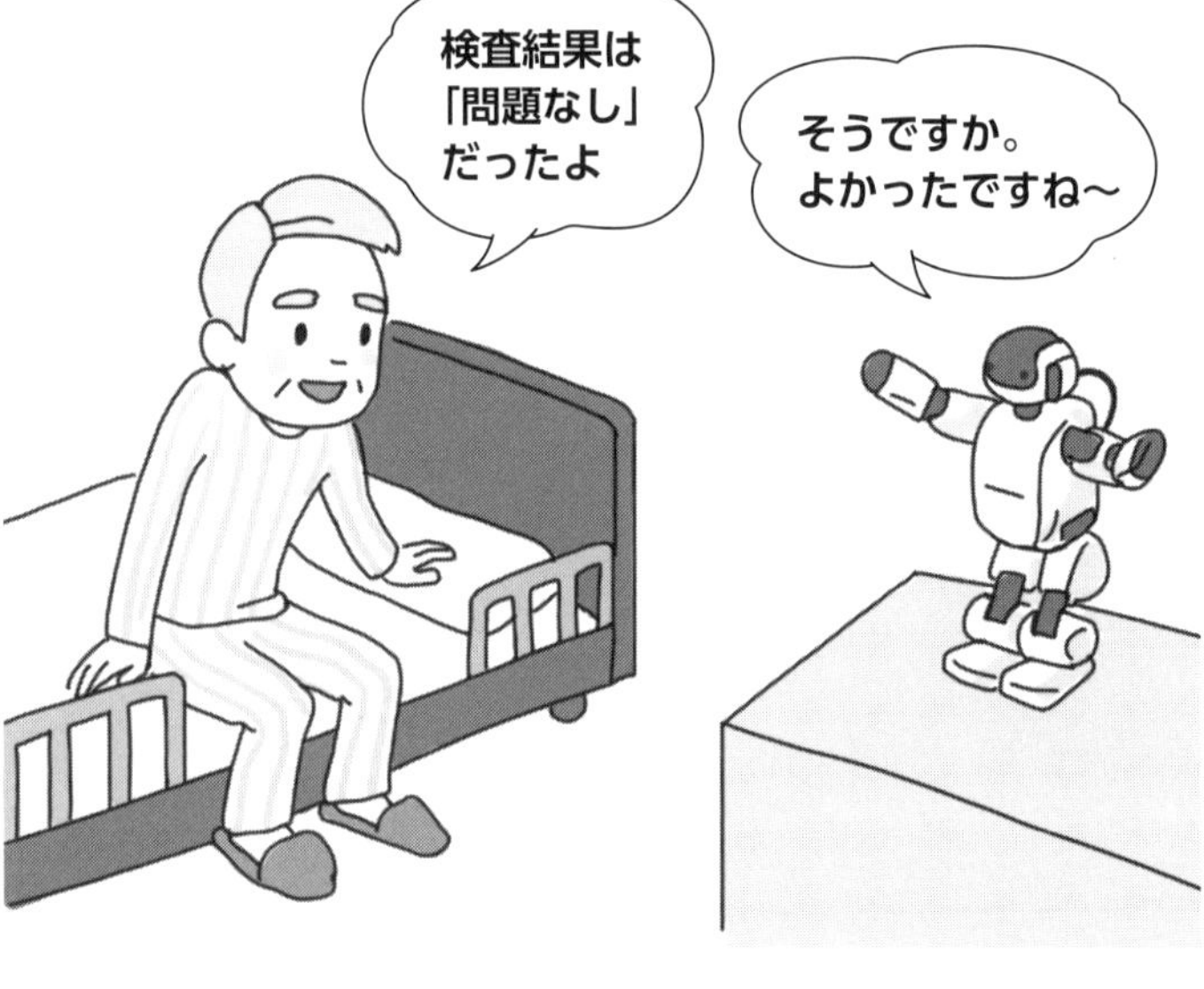
検査結果は「問題なし」だったよ
そうですか。よかったですね～

導入した施設ではレクレーションが盛り上がるとか。そのほか、体操のインストラクター役もこなせます。

このロボットは神奈川県の「さがみロボット産業特区」の実証実験に参加し、藤沢病院で高齢者20人に3か月間健康体操の指導を行ったところ、認知機能や転倒予防に効果が得られたということです。

ＡＩ搭載のコミュニケーション・ロボットが高齢者の心身の健康維持に効果があるとともに、介護スタッフにとっては毎日のレクレーション準備にかける時間が割愛でき、施設運営者にとっても体操指導者を外部から呼ぶよりもコストがかからないというメリットがあるようです。

リハビリ支援ロボットやリハビリ・ソフト

AIがリアルタイムで歩行姿勢をチェック

加齢や病気、ケガなどで筋力が低下した場合、リハビリによって機能回復を目指します。

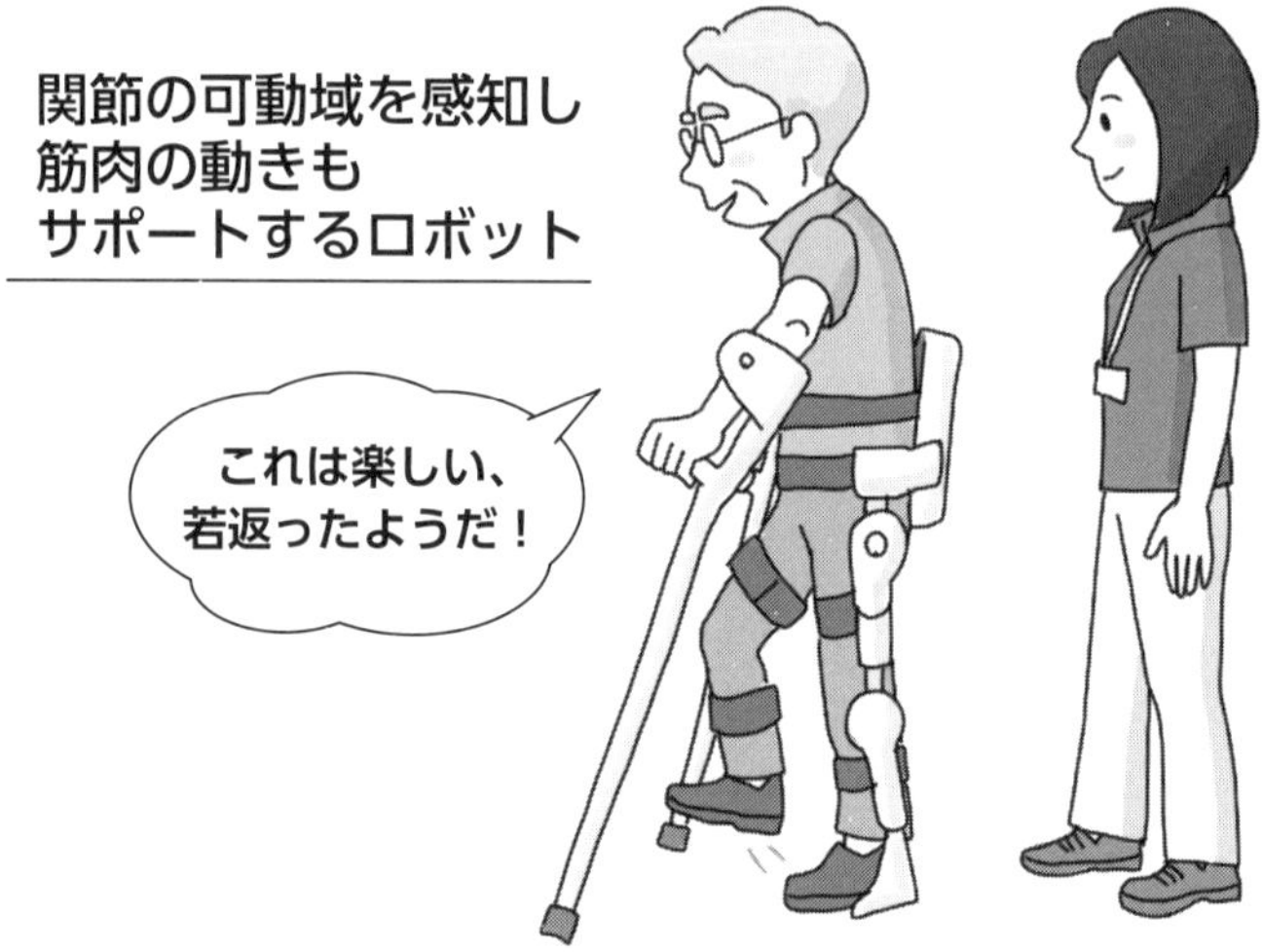

関節の可動域を感知し
筋肉の動きも
サポートするロボット

リハビリにはさまざまな機器が使われますが、スーツ型（装着型）ロボットもその一つです。

代表的なスーツ型ロボットとして、サイバーダイン社が開発した「ハル」が挙げられます。

人間が体を動かすとき、脳から指令信号が発せられ、神経を通じて筋肉に送られ、筋肉が動き始めます。指令信号がうまく伝わらないと、体が思うように動かせなくなります。

このロボットは、皮膚表面に現れる微弱な指令信号（生体電位信号）を読み取り、筋肉の動きをサポートします。

このようにして機能回復が果たされると、

取り外しても自力で動ける可能性が出てきます。２０１６年から脊髄性筋萎縮症や筋ジストロフィーなど８疾患に対して保険適用になっています。

このロボットはリハビリ支援用だけではなく介護者支援用もあります。ベッドから車イスへの移乗介助や体位変換介助などが原因で、介護者の腰痛が起こり問題になっています。しかし、これを装着することで、腰への負担が軽減され、介助がラクに行えるようになります。

ＡＩを活用したリハビリ支援ロボットに、トヨタ自動車が２０２０年に販売を開始した「ウェルウォークＷＷ‐２０００」があります。トヨタ自動車は「すべての人に移動の自由を、そして自らできる喜びを」という理念を掲げ、藤田医科大学と共同でリハビリテーション支援ロボットの開発に取り組んできたそうです。

これは、脳卒中などによる下肢麻痺のリハビリ支援を目的にしたロボットです。リアルタイムで患者さんの骨格情報をＡＩが検出して、正しい歩行姿勢が取れているかどうかを確認し、どこを改善したらよいかを提示する「歩行分析ガイド機能」が付いています。

そのほか、患者さんがリハビリを継続するモチベーションを維持するためのゲーム機能

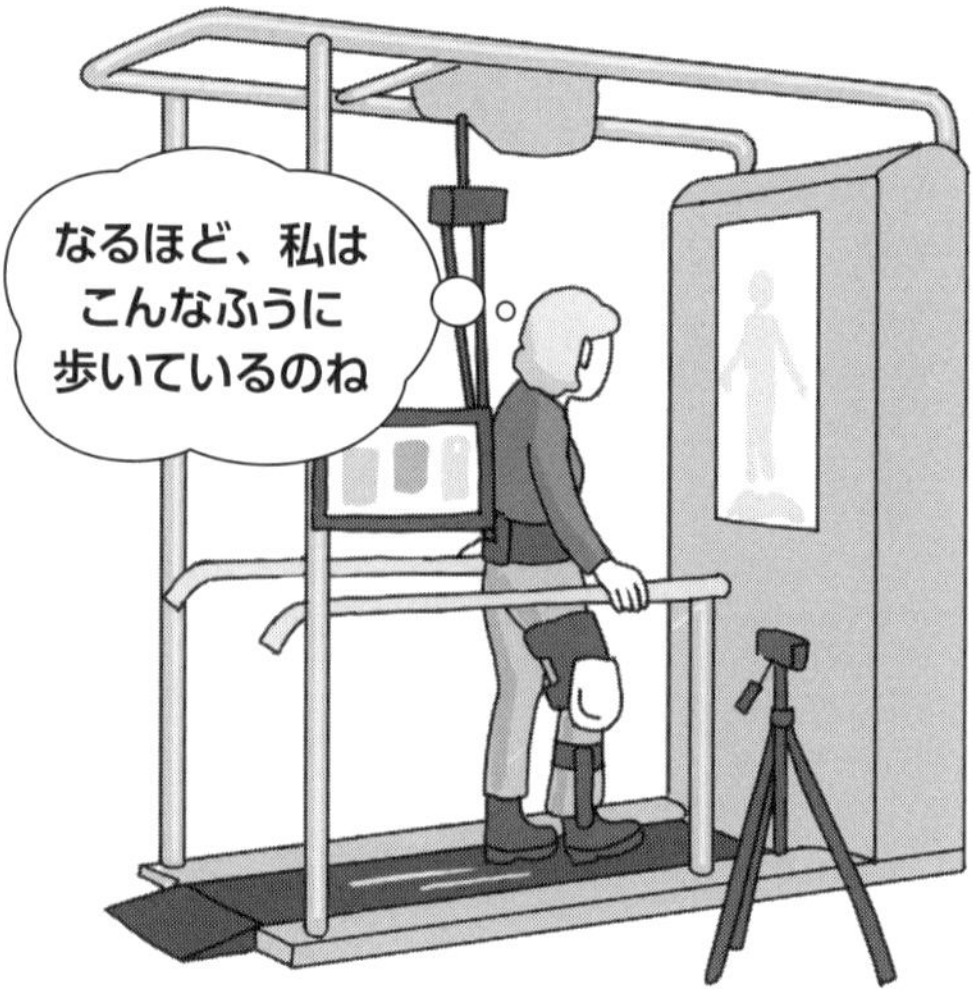

リハビリ支援ロボット

リアルタイムで患者さんの骨格情報をAIが検出し、どこを改善すべきかを教えてくれる

が搭載されているのが特徴です。姿勢維持に応じてポイントが付いたり、歩数による「東海道五十三次ウォーク」ができたりします。

今後はＡＩを活用したリハビリ支援機器が増えていくのではないでしょうか。

また、介護事業者が独自に開発したリハビリ・ソフトもあります。群馬県のエムダブルエス日高では「ＩＣＴリハ」という介護施設の運営支援ソフトを開発し、他の事業者にも提供しています。

このソフトは、利用者の病歴や血圧などのバイタル履歴、機能訓練の実績データなどパーソナルデータを集積し、ＡＩが介護改善者のデータと比較分析して、その利用者に合わせて最適な運動療法の組み合わせを提案します。

たとえば、有酸素運動に比べ筋トレが少ない人には筋トレを提案するなど、偏りのないリハビリを目指しています。このソフトを導入している事業所のデータが蓄積され、ＡＩの分析に生かされています。

今後はＡＩを活用したリハビリ支援機器やソフトが増えていくのではないでしょうか。

看護とAI

看護の負担を減らすIoTベッド

看護師の負担を減らすためのＩｏＴベッドが実現しています。パラマウントベッド社が開発した「スマートベッドシステム」です。

ベッドには体動センサーが設置され、呼吸数、心拍数、体温、血圧などの情報が収集され、ベッドサイドの端末画面に表示されます。また、睡眠・覚醒・離床の状態の表示もでき、１日の合計睡眠時間も掲示されます。

IoT ベッド

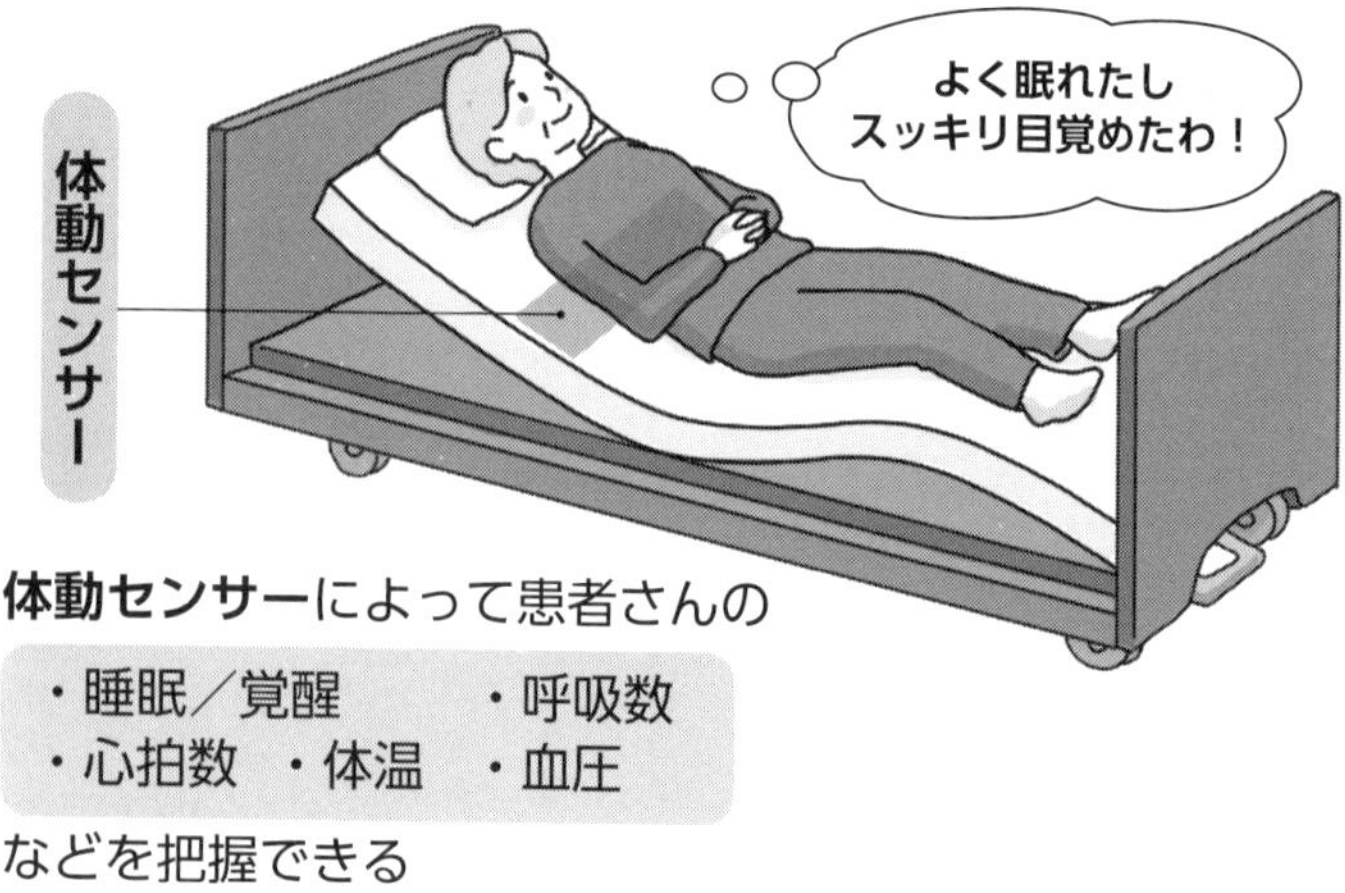

体動センサーによって患者さんの
・睡眠／覚醒　・呼吸数
・心拍数　・体温　・血圧
などを把握できる

　スタッフステーションの端末（タブレットやパソコン）では、ベッドサイドの端末の表示を見ることも可能ですし、病棟全体の患者さんの状態を一覧で見ることもできるので、離床しているのは誰かなど一目でわかります。

　モバイル端末（スマホなど携帯や移動が可能な端末）との連携もできるので、たとえばベッドサイドの端末で点滴交換の時間などを設定しておけば、モバイル端末に予定時刻を知らせる通知が行き、忘れることなく予定通りに業務を行うことができます。

　そして、ベッドサイドの端末に表示された体温や血圧などの数値は、登録ボタンを押すだけで電子カルテに自動的に入力されるので、カルテ入力の作業を省け転記ミスもなくなります。

電子カルテから誤嚥性肺炎のリスクを表示

ものを飲み込む働きを嚥下《えんげ》機能と言い、嚥下機能の低下などで口から食道へ行かず気管に入ってしまうことを誤嚥と言います。誤嚥により食べ物と一緒に細菌が気管に入ってしまい肺炎を発症することがあります。誤嚥性肺炎は嚥下機能が低下する高齢者や脳梗塞後遺症など神経疾患や寝たきりの患者さんに多く見られます。誤嚥性肺炎を発症した患者さんは長期入院になりがちです。

そこで、ＡＩを使って誤嚥性肺炎を引き起こしそうな患者さんをピックアップし、呼吸トレーニングや口腔ケアを強化するなど、誤嚥性肺炎の予防の実証実験を行った病院があります。

東京・八王子市の北原国際病院で、ＮＥＣのＡＩが入院３日目までの電子カルテのデータから誤嚥性肺炎の発症リスクを％で表示。看護師は、毎日、発症リスクの高い患者さんを確認して予防ケアを行っているそうです。

医療・介護事務とＡＩ

看護や介護の書類作成をＡＩがサポート

看護師の記録業務は多く、しばしば残業の原因にもなっています。そこで、ＡＩの音声認識技術を使い、ヒアラブル端末（耳にかける無線イヤホン型の端末）を通じて看護師がしゃべった言葉をＡＩが自動的に記録するシステムの開発が進められています。前項の誤嚥性肺炎にかかる確率を表示するシステムを開発しているＮＥＣと北原国際病院が、同様に共同でヒアラブル端末の開発を行っています。

看護師が病室で患者さんの体温や血圧、薬の服用量などを声に出して読み上げると、ＡＩが聞き取り自動入力します。病室で記録したデータをパソコンに入力し直す作業が省かれるので、書類作成時間が短縮され、その分を看護業務に回せることになります。実証実験では記録業務を58％削減でき、対面での引き継ぎ業務も不要になったそうです。

この医療用ヒアラブル端末が製品化されれば、医師の外来での問診にも使えるでしょう。

AIを使ったヒアラブル端末

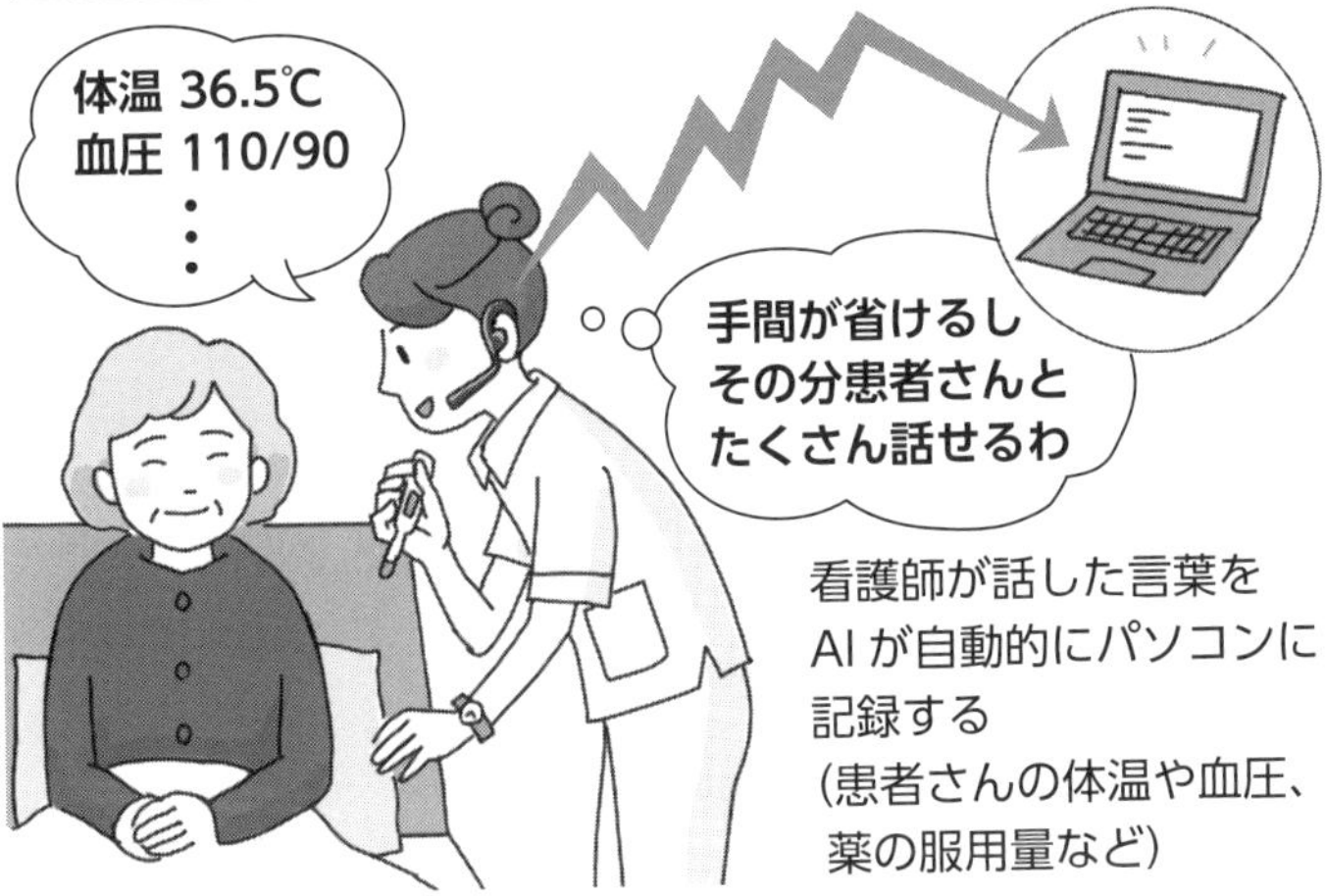
体温 36.5℃
血圧 110/90
手間が省けるし
その分患者さんと
たくさん話せるわ
看護師が話した言葉を
AIが自動的にパソコンに
記録する
(患者さんの体温や血圧、
薬の服用量など)

問診をしながら自動的に電子カルテに記録されるので、電子カルテの入力作業の時間が短縮でき、診療や患者さんへの説明などに時間がさけるのではないでしょうか。高齢の医師にも有用です。

介護の分野でも書類作成をアシストするＡＩが実用化されています。

介護保険制度ではケアプランをケアマネージャーが作成することになっていますが、書類作成業務が煩雑で、多くの時間を取られていました。そこで、ケアプラン作成支援ＡＩが開発されています。

シーディアイ社はケアマネージャー向けＡＩを開発しています。介護保険利用者の状態に応じて、膨大なデータから3種類のプランを提示。ケアマネージャーがいずれかのプランを選ぶと、そのプランを実施した場合の利用者の状態の予想をグラフで示します。

このケアプラン作成ＡＩは、２０１７年に愛知県豊橋市で日本初の実証プロジェクトを開始。ＡＩは豊橋市の過去8年分（約10万件）の介護データやケアマネージャーのノウハウを学習したうえでケアプランを作成し、その効果を検証しています。

他社でもケアプラン作成ＡＩが開発され、それぞれ自治体などで実証実験が始まっています。ケアプラン作成にかかった時間が、35～40％減ったという結果も出ています。

しかし、ケアプラン作成ＡＩが万能というわけではなく、未知の事例に遭遇すると最も似たケースから類推したプランしか提示できません。そんな場合は、ベテランのケアマネージャーの出番になるそうです。

ケアプラン作成ＡＩを利用することでケアマネージャーの負担が軽くなるほか、ＡＩとケアマネージャー両者の視点でプランニングできるので、プランの質が高くなることが期待されています。

施設の受付や案内業務もAIで

病院や介護施設の受付業務をＡＩ搭載のロボットが行う、という試みが広がっています。皆さんはソフトバンクが開発した「ペッパー」というロボットをご存じでしょう。ソフトバンクショップの店頭に置いてあるのを見た人もいるのではないでしょうか。

また、２０２０年にプロ野球が新型コロナウイルス感染拡大防止のため6月に無観客で開幕した際、福岡ソフトバンクの試合で「ペッパー」20台と工事用犬型ロボット20台が球団応援歌に合わせてダンスを踊り、ネットで面白いと評判を呼んだので、その動画をご覧になった人もいるかもしれません。

実は、２０１５年に発売された当時、私の病院でも受付にこのロボットを設置しました。胸にタッチパネルがあり、来院者を認識すると声掛けし、パネルで受診方法や館内施設を案内します。当時はＡＩ搭載のロボットは珍しく、来院者に好評でした。3年契約でしたが、その後ＡＩは驚くほど進化していったので、もっと先進的なものを探そうと契約更新しなかったので、今は置いていません。

他社でも受付や案内業務を行うＡＩロボットの開発が行われ、機能が年々進化していま

AIさくらさん

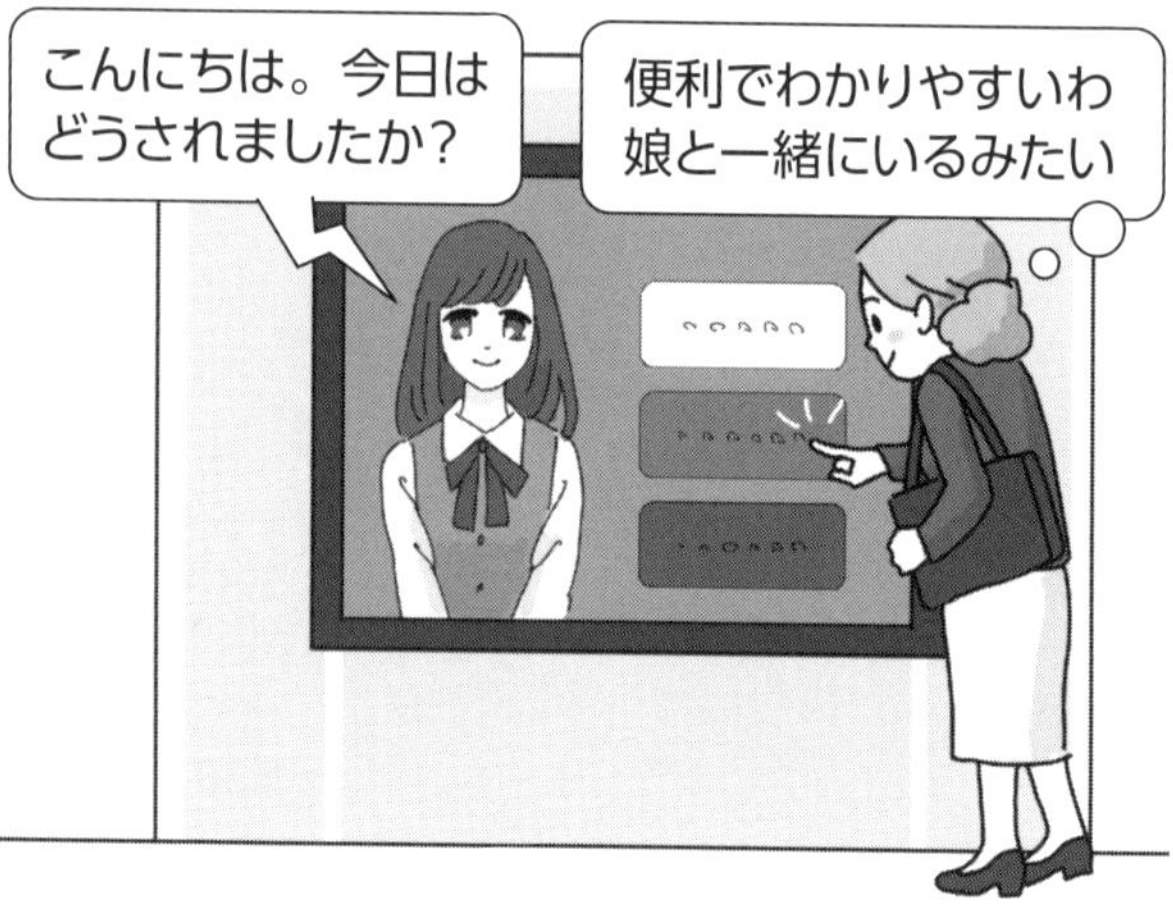
こんにちは。今日はどうされましたか?
便利でわかりやすいわ
娘と一緒にいるみたい

タッチパネル式ディスプレイで、さまざまなことに対応

す。

ティファナ・ドットコム社が開発した「AIさくらさん」は、アニメキャラクターのさくらさんの画像を使った音声会話型ロボットで、タッチパネル式ディスプレイで対応するスタイルです。

JR東日本のいくつかの駅に設置されていて、乗り換えなどの案内業務を行っているほか、一般企業で窓口業務や社外からの問い合わせ対応、コールセンターの代行などを担っています。

医療機関でこのロボットを導入すれば、英語や中国語、韓国語など8か国語を話せるので外国人の患者さんの対応ができます。音声と文字表示と両方可能なので、耳が聞こえない、声が出ないといった障がい（最近は、「障害」ではなく「障がい」と表記するようになりました）がある人にも対応が可能です。

また、新型コロナウイルスの感染拡大防止のため、２０２０年４月にバージョンアップされ、ディスプレイの前に立つだけでサーモグラフィーによる検温ができるようになったほか、画面に触らずに手をかざすだけで操作することも可能になりました。

２０２０年、新型コロナウイルスのパンデミック（世界的大流行）が発生しました。しかし、２０１８年にはエボラウイルス感染症、２０１５年にジカウイルス感染症（ジカ熱）、２０１２年にＭＥＲＳ（中東呼吸器症候群）、２００９年は高病原性鳥インフルエンザ、２００３年にＳＡＲＳ（重症急性呼吸器症候群）と、21世紀に入ってからは数年おきに感染症の世界的なアウトブレイク（感染拡大）が起きています。

グローバル化した現在、今後も日本に未知の感染症が波及することは確実なのではないでしょうか。そうした時代にＡＩを活用した自動検温や案内システムがあれば、院内感染を防ぐのに有効ではないかと思います。

薬剤師とAI

医師や看護師からの問い合わせにAIを活用

私の出身である岡山大学病院では、医薬品の質問についてAIが答えるシステムを2018年から導入しています。医師や看護師からの「○○と▽▽は併用しても大丈夫か」「心臓病の患者さんに○○は使えるか」など、薬剤に関する質問が薬剤師にあると、タブレット端末やパソコンに質問形式で入力し、AIが回答を表示するというシステムです。

それまでに院内の薬品情報室で受けた質問とその回答約8000件をデータベース化してAIに学習させています。経験の浅い薬剤師がとっさに判断できないケースなどに役立っているようです。人手不足の中、コーチ役のベテラン薬剤師の役割をAIが代替しているのですね。

新型コロナウイルスで開発された自動検温システムや手洗い動作確認AI

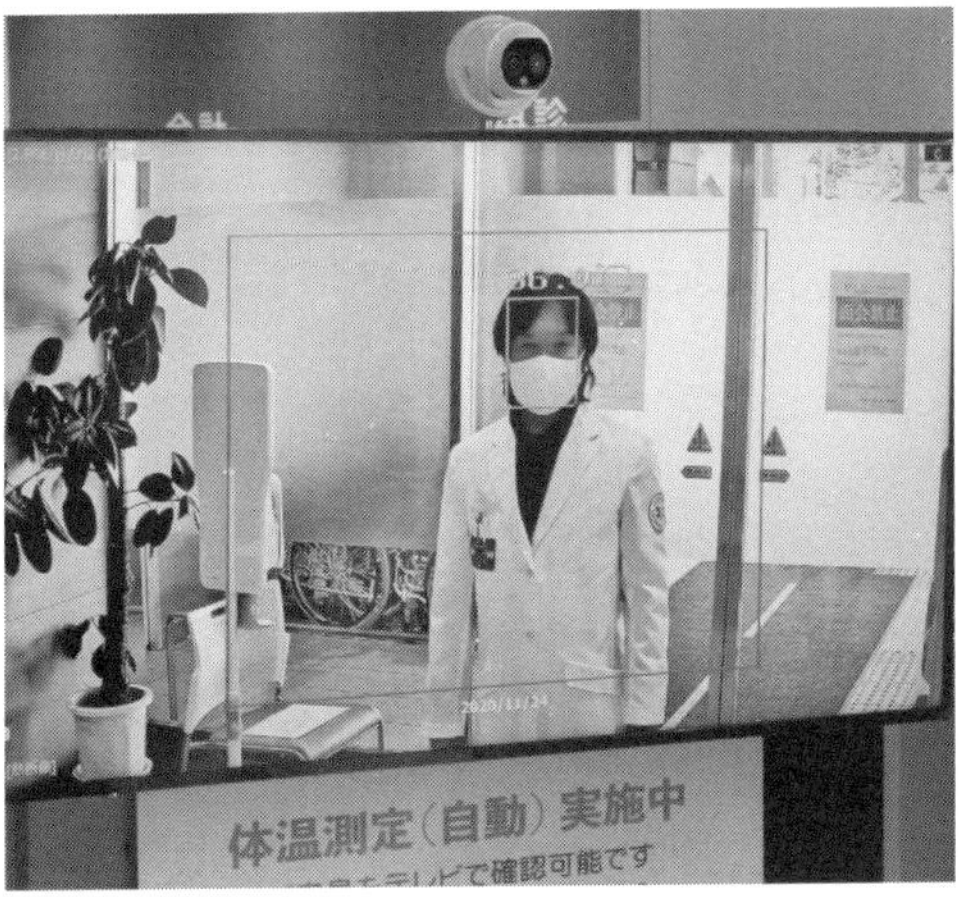

病院玄関にてサーマルモニターを用いて体温測定（36.0℃と表示されています）

新型コロナウイルスの感染拡大で、商業施設やスポーツ施設などでＡＩ搭載の自動検温システムの普及が進んでいます。

カメラに顔をかざすと体温が自動測定され、発熱している人を検知します。あわせてマスク着用も判断し、着用していない人には音声で警告を発するものもあります。出入口の扉やゲートと連動し、発熱者やマスクをしていない人には開錠しないように入室管理することも可能です。

AIが正しい手洗い法を確認してくれる

6つのステップをきちんと行っているかをAIが画像診断する

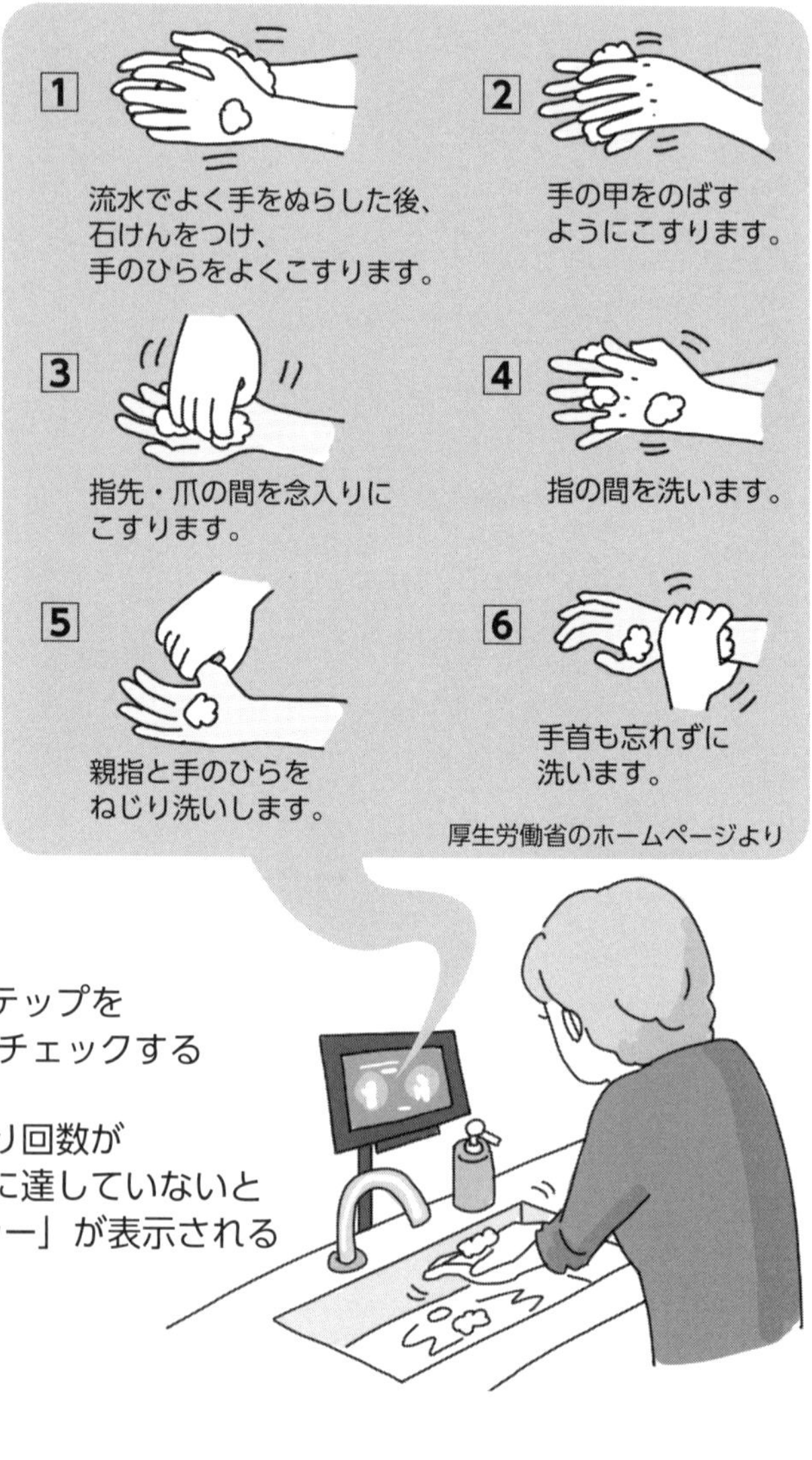

1
流水でよく手をぬらした後、
石けんをつけ、
手のひらをよくこすります。
2
手の甲をのばす
ようにこすります。
3
指先・爪の間を念入りに
こすります。
4
指の間を洗います。
5
親指と手のひらを
ねじり洗いします。

手首も忘れずに
洗います。
厚生労働省のホームページより

各ステップを
AIがチェックする

こすり回数が
規定に達していないと
「エラー」が表示される

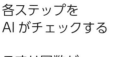

当院も新型コロナウイルス感染対策として、昨年8月中旬から、玄関先にサーマルモニターを設置しました。ちなみに、初日に私の額を測ってもらったところ、35・8℃と表示されました。このモニターは60インチで、一度に多数の人の検温ができます。患者さんからも好評で、「コロナ対策ばっちりですね」と褒めていただいています。

自動検温システムは、病院や介護施設などで必要なアイテムになっていくでしょう。発熱者は外にある隔離施設に向かうよう指示すれば、院内感染を防ぐのに役立ちます。

また、新型コロナウイルスをきっかけに、正しい手洗いができているのかを確認するAIの導入も進んでいます。

厚生労働省は正しい手洗い方法として6ステップの手洗いを推奨。この6ステップをきちんと行っているかAIが画像判断します（前ページ参照）。顔認証と組み合わせて、誰がNGなのかわかるシステムのものもあります。

当初は食品事業者向けを想定して開発されていましたが、新型コロナウイルスの影響で病院や介護施設でもニーズが高まっているそうです。私の病院にも導入を考えています。

問診もAI?

医師の診療業務の効率化や患者さんの待ち時間を減らすため、ＡＩを使った問診の開発が進められています。

通常は患者さんが待合室で紙の問診表に記入し、診察室では医師が問診表を見ながら、さらに詳しい症状を口頭で聞き取り、必要な診療を行って、最終的に結果を電子カルテに入力します。電子カルテへの入力作業に時間が取られるため、患者さんに「先生はパソコンの画面ばかり見ている」といった印象を与えてしまわない配慮が、導入当初は必要でしょう。

ユビー(Ubie)社が開発した「ＡＩ問診ユビー」は、患者さんが待合室などでタブレット端末を使って質問に答えていき、回答結果をＡＩが医学用語に置き換えて医師のパソコン上の「ユビー」に出力します。

タブレット端末での事前問診は、基本的な問診事項のほかに、ＡＩが病名を想定しつつ、病状を絞り込む質問を重ねていきます。医師は事前問診を見れば、追加の質問をするだけですみ、問診が終われば内容を一括でコピー＆ペーストするだけで電子カルテが完成することになります。

このシステムは２０１９年時点で１５０か所以上の医療機関に導入されていて、私も興味があったので、デモンストレーションをお願いしてみました。

実際に試してみて感じたのは、患者さんの症状が、たとえば頭痛だけだったら大変有効だと思います。しかし、頭痛もするし、吐き気もするし、悪寒も感じるなど症状がいくつもあると、それぞれ想定される病名が羅列され、少し使いづらい気がしました。

また、検査にしても、吐き気がある場合を考えてみると、胃腸から来る吐き気もあれば、頭から来る吐き気もあります。すると、胃腸の検査も、頭の検査もという提示がなされるのですが、それでは患者さんの医療費負担も増えてしまいます。

私たち医師は、患者さんの顔色や受け答えのスピード、既往症、職業などを参考に、さまざまな症状の訴えからポイントを探ります。その際、患者さんの微妙な変化に気づくには、ＡＩに加えて、医師が会話しながら問診して確認することを心がけると、より確実性が高まりますね。

問診ＡＩについては、病院の規模やどんな患者さんが多いのかなど病院に応じて、あるいは診療科に応じて仕様を変更できるような機能があると、利用しやすいのではないかと感じます。問診ＡＩと医師の共同作業が大事かと思いました。

話が少しそれますが、デモンストレーションの後、全国的に新型コロナウイルスの感染が広がり、院内感染の発生を防ぐために必死だった頃、ウェブアプリケーション「ＡＩ受診相談ユビー新型コロナウイルス版」が無償提供されているという報道を目にしました。新型コロナウイルスの感染を自覚せずに医療機関を受診して院内感染の発生を引き起こしたり、院内感染を恐れて他の病気の疑いがあるのに受診を控えたり、というケースを減らそうという目的で無償提供が行われたのだそうです。

利用者がスマホなどで訴える「熱がある」「だるい」といった症状をもとに、ＡＩが新型コロナウイルスの感染リスクを推測し、帰国者・接触者相談センターに相談を勧めたり、あるいは他の病気の可能性がある場合は、かかりつけ医の指示を受けるようにアドバイスしたりするというシステムです。

２０２０年４月28日から始め６月２日までの間に約21万人が利用したそうです。感染拡大時期に大変有益だったのではないでしょうか。

平常時には医師が患者さんと会話しながら問診するほうが有効のように思えましたが、感染症の拡大時期に臨機応変に問診ＡＩを改変して、このようなスタイルで使うというアイデアは素晴らしいと思います。

ＡＩを何のために使うのか、どうやって使うのか、医療従事者が真剣に考えることが大事だと再認識しました。

第 3 章

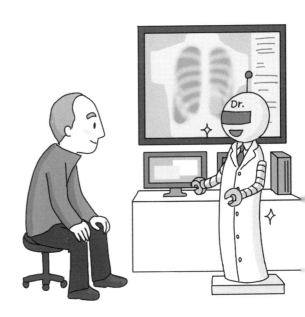

進化するAI医療の今

手術ロボット「ダ・ヴィンチ」の普及

「ロボット手術も保険がきくんですよ」というと、ビックリする人が多いかもしれません。人間の形をしたロボットが医師の代わりに自動的に手術するのでは……と想像してしまうのでしょう。しかし、第1章で述べたように、人間と同じような汎用型ＡＩはまだ誕生していません。保険適用になっているのは、医師が補助ロボットを使って行う手術なのです。

代表的な手術支援ロボットは、「ダ・ヴィンチ」(da Vinci) です。

これは正確には、「da Vinci Surgical System (ダ・ヴィンチ・サージカルシステム、ダ・ヴィンチ外科手術システム)」と言い、米国インテュイティヴ・サージカル社が開発した「マスタースレイブ型内視鏡下手術用ロボット」で、名称はレオナルド・ダ・ヴィンチにちなんでいます。

「ダ・ヴィンチ」の場合、執刀する医師は手術室内にあるコックピットに座り、３Ｄで映し出される術野(患者さんの手術をする部分)の拡大画像を見ながら、手元のハンドルを

手術現場を変える「ダ・ヴィンチ」

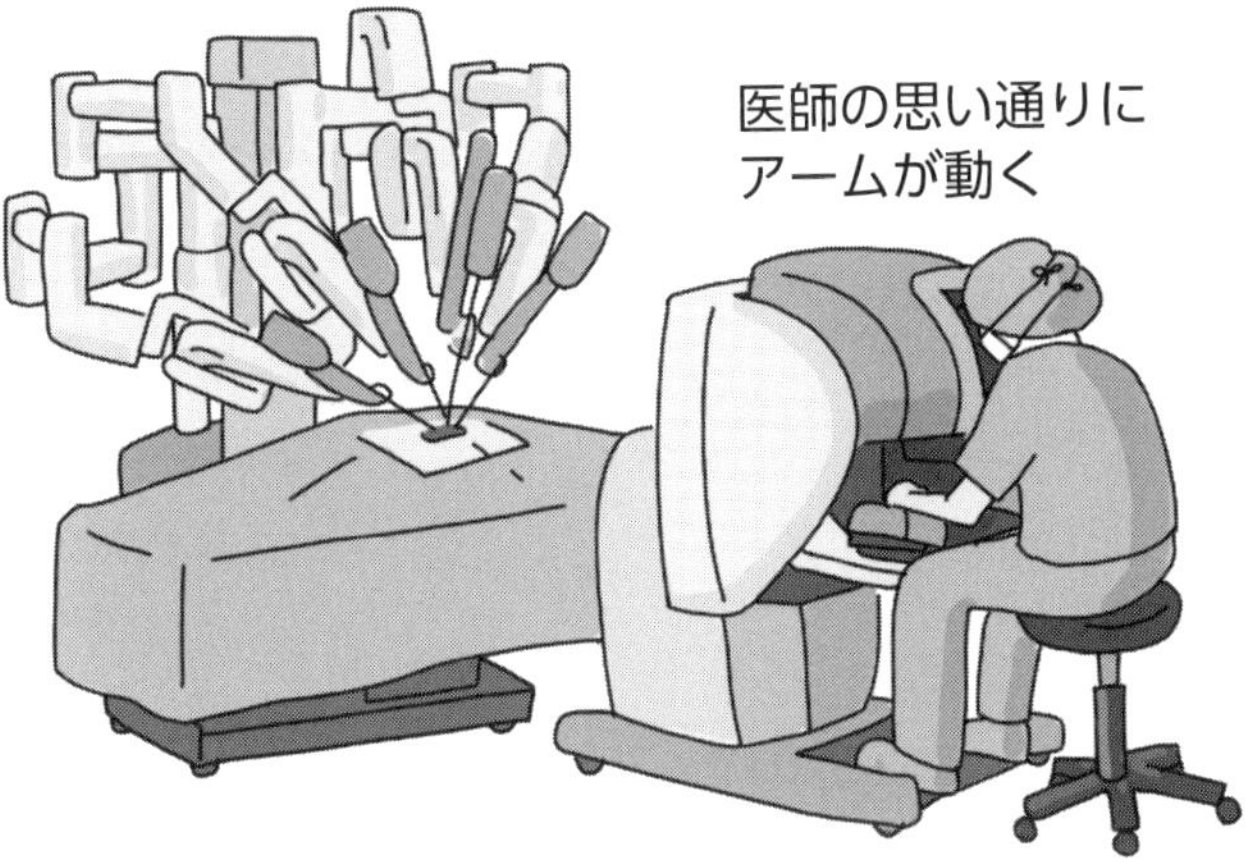

操作します。手術ベッドの傍らには内視鏡カメラや特殊な手術器具をつけた数本のロボットアームが置かれます。数メートル離れていますが、医師の操作するハンドルとロボットアームは連動していて、医師の思い通りにアームが動くのです。

わかりやすく例えると、商品を吊り上げるクレーンゲームのような感じですね。そして、手術室内にはモニターが置かれ、医師が見ているのと同じ術野が映し出されます。助手につく医師や看護師はモニターを見ることで執刀医と情報を共有します。

「ダ・ヴィンチ」はアメリカで開発され、2000年にFDA（アメリカ食品医薬品局）

の承認を受け、アメリカをはじめ世界各国で盛んに利用されるようになりました。２０１９年には全世界で５４００台以上が稼働しているそうです。

日本では２００２年に初めて導入され、２００９年に厚生労働省から医療機器として薬事承認されました。２０１２年に前立腺がんの手術が保険適用になり、２０１６年に胃がんの部分切除、２０１８年には肺がん、胃がん、直腸がん、膀胱がん、子宮体がん、心臓弁形成術など12の手術に適用が拡大されました。さらに、２０２０年に膵頭十二指腸切除術、拡大胸腺摘出術など七つの手術が追加されています。

保険適用が拡大するにつれ、日本でも医療機関の「ダ・ヴィンチ」導入が進み、症例も多くなっています。国内導入台数はメーカー非公表ですが、アジアで稼働している約７００台の半数程度ではないかと推定されています。手術件数も２０１５年１年間で１万３０００を超えています（２０１６年以降メーカーの開示なし）。

「ダ・ヴィンチ」が普及した理由とは？

「ダ・ヴィンチ」は、アメリカで湾岸戦争をきっかけに開発されました。戦時下の野戦病院でできることは限られています。戦場で重傷を負った兵士を助けるため、安全な場所の病院にいる軍医が遠隔操作で手術できないかと考え、アメリカ陸軍とスタンフォード研究所が研究を始めたそうです。数年後、クリントン政権の国防費削減の方針により、軍事技術が民間に移転され、遠隔手術の研究成果も民間企業へと移譲されたのです。

そのような経緯で開発された「ダ・ヴィンチ」ですが、これほど普及している理由は何なのでしょうか。

「ダ・ヴィンチ」は正確にいうと「内視鏡下手術支援ロボット」というジャンルに属する医療機器です。普及理由を解説する前に、まず内視鏡手術について簡単に説明しておきましょう。

従来、手術は胸やお腹などを大きく切り開き、医師が術野を直接見ながら患部の切除などを行ってきました。切る範囲が大きくなるほど筋肉などを切開することになり、出血も多くなり、手術後の患者さんは回復に時間がかかってしまいます。大きく切開しても、実際に取り出すのはがんの病変部分など小さな組織の場合、患者さんの負担が大きすぎるのではないか、ということから内視鏡手術が普及してきました。

内視鏡手術では、数センチ程度（1センチ未満の場合も）の小さな穴を数か所あけ、穴から内視鏡と極小の専用手術器具を入れ、医師がモニターに映る映像を見ながら手術します。傷口が小さいので、患者さんの回復は早く、入院日数も少なくなり、中には日帰り手術が可能になることもあります。

従来の手術では、奥深い場所は医師が顔を近づけて見ることしかできませんでした。見にくい場所を見るためには、さらに大きく切開しなければなりません。しかし、内視鏡なら奥まで進み、モニターで拡大画面を見られるのです。カメラも高性能で4Kなど精細な画像です。内視鏡手術は傷口が小さくてすむほか、術野の視界が広く鮮明になるという効果も得られたのです。

では、内視鏡手術で「ダ・ヴィンチ」を使うメリットは何なのでしょうか。

それは、ロボットアームにたくさんの関節があり（多重関節）、人間の手以上の機能があることです。従来の手術ならば、医師が自由に手を動かし、さまざまな角度で手術器具を使うことができました。しかし、内視鏡手術では穴が小さいので、器具を動かせる範囲がある程度限定されてしまいます。細かい作業がしづらいのです。

「ダ・ヴィンチ」はロボットアームの多くの関節が動くことで、小さな穴からでもアームを自由に動かすことができます。細かなことも人間の手以上に正確に速くでき、デジカメのように手ブレ防止機能があるので、医師のハンドル操作で手ブレが出てもアームの先ではそれが起きません。また、完全に静止することもできるので、手術中にうっかり神経に触ってしまうリスクなども減らせるのです。

先日、私の病院で胃がんが発見された患者さんを、岡山大学病院消化器外科の黒田新士先生に紹介しました。黒田先生は「ダ・ヴィンチ」を使って執刀。がんの病変部分を切除した後、残りの胃と十二指腸の接合もこれで行っていました。

その患者さんは手術後に当院に転院してきたのですが、お腹の傷は一番大きくて3センチでした。出血量が少なく、体に負担の少ない手術だったので、１週間ほどのリハビリを行って自宅退院することができました。

私が研修医だった頃、胃がんの手術では20センチほど切開していました。当時は腕の良い外科医ほど傷が大きいと称賛されたものです。

これは、「Big Surgeon Big Incision（偉大な外科医ほど、大きな切開を好む）」といったところでしょうか。

ちまちました視野ではなく、大きく切り開いて、内臓をしっかりと裸眼で観察して、患部をしっかりと切除するといった風潮でした。大きな切開を閉める、いわゆる閉腹術はもっぱら研修医の仕事でした。

「ダ・ヴィンチ」を使った内視鏡手術を受けた患者さんの小さな傷を見ながら、つくづく時代は変わったと感じました。私も受けるなら、内視鏡手術を選択すると思います。

AI搭載の手術支援ロボット

ところで、内視鏡手術に革新をもたらした「ダ・ヴィンチ」ですが、ディープラーニングで学習したＡＩが搭載されているわけではありません。医師を補助する手術ロボットとしては素晴らしいのですが、ＡＩという視点から見ると、人間が設定した通りに動く洗濯機やエアコンのレベルかもしれません。

そこで、ディープラーニングしたＡＩを搭載した手術支援ロボットの開発が進められています。

２０１６年、アメリカのシェイク・ザイード小児外科研究所とジョンズ・ホプキンス大学の研究グループは、ＡＩを搭載した手術ロボット「スター」（ＳＴＡＲ＝スマート組織自律ロボット）が豚の開腹手術で腸の縫合に成功したと発表しました。

あらゆる手術で組織と組織を縫い合わせる技術は必要ですが、布と違い柔らかく滑りやすい組織の縫合は、医師による技術の差が出やすいとされています。このロボットは赤外蛍光画像システムで縫合場所を表示し、センサーで場所を認識し、組織が伸び縮みしても針がついたアームが縫合場所を追えるようになっているそうです。さらに、ＡＩは熟練した外科医の縫合技術をディープラーニングで学んでいます。

実験では、縫合の正確性で医師に勝っていたそうですが、時間は2倍かかったそうです。

その後、実用化に向けて開発が続けられている模様です。将来、縫合はロボットにお任せという時代が来るのかもしれません。

また、２０１９年に内視鏡メーカーでもあるオリンパスが、消化器の内視鏡手術を対象にした、ＡＩ搭載の手術支援ロボットの開発を進めると発表しています。国立がん研究センター東病院や複数の大学との共同開発です。

数百症例のデータを集めてＡＩに学習させ、臓器の境界や隠れた血管など手術に重要な情報をＡＩが判別して、モニターに映る内視鏡画面に重ねて表示して、医師に注意を喚起するシステムを開発する予定です。

また、ロボットアームにつけた内視鏡は、その時々で視野が最適になるように自動調整します。切開した小さな穴から入れる手術器具にもセンサーを付け、手術に必要な情報をＡＩが表示する予定だと言います。

ＡＩが手術の指導医に？

手術前に撮ったＣＴやＭＲＩの画像を読み込んだＡＩが、切るべきラインを画面上に示し、さらに医師が執刀していて危ない箇所に進むとアラートが鳴るようなシステムがあれば、経験の浅い医師にとって心強いガイド役になるのではないかと思っていました。オリンパスの内視鏡手術支援ロボットは、それが現実になるのだとびっくりしました。

そして、改めて調べてみると、整形外科の分野ではすでにそのようなロボットが存在していたのです。

人工関節を股関節や膝関節に適用する手術ではロボットが使われていて、２０１９年には保険適用になっています。アメリカの「メイコー」やイギリスの「ナビオ」という手術支援ロボットです。

人工関節を埋め込む手術では、術前にＣＴ画像などを利用して患者さんの骨をどれだけ削り、どの位置に人工関節を設置するのか手術計画を立てます。「メイコー」の場合、医師がロボットアームを操作して骨を削りますが、術前の計画と違う場所を削ろうとすると自動停止します。また、人工関節の設置位置も正確に制御してくれます。

オリンパスの内視鏡手術ロボットも、「メイコー」も、ＡＩが指導医のような役割を果たしているのですね。

実際、「ダ・ヴィンチ」ではコックピットをオプションでもう1台増設している場合、担当医が操作し、指導医は別のコックピットに座って同じ画像を見ていて「危ない！」と思った場面では指導医が操作を止めることができます。

自動車教習所で教習生の横に教官が座り、危ないときにブレーキをかけるのと同じです。いったん操作を止めた後、指導医が説明したり、自分で危ない部分を執刀したりした後、再び担当医に操作を任せます。

この指導医のような役割を、ＡＩが果たすようになったわけです。

実は、「ダ・ヴィンチ」のさまざまな特許は２０１9年に切れています。特許切れの技術を使った、新しい手術支援ロボットの開発が世界中で行われています。「ダ・ヴィンチ」は1台導入するのに約2億５０００万円かかるほか年間維持費が約２０００万円かかり、コストが高いことがデメリットとなっていました。当然、後発機器は「ダ・ヴィンチ」よりも低価格のものを目指しています。

そして、ディープラーニングしたＡＩを搭載することで、新しい機能を生み出そうとしています。手術支援ロボットはＡＩを組み込むことで、さらに発展することは間違いないでしょう。

専門医と同じレベルを持つ画像診断AI

ＡＩ医療で一番進んでいるのは画像診断ＡＩかもしれません。

第１章で説明したように、ＡＩにとってディープラーニングによる画像認識は得意分野です。ＣＴやＭＲＩなど画像を「ＡＩの目」が見て、異常を発見しています。専門医と同等の診断レベルを持つＡＩが続々と誕生し、医師とのダブルチェックで見落としをなくすことが期待されています。

画像診断ＡＩの登場は、画像診断の歴史の中で大きな変革と言えるでしょう。

画像診断の歴史は、レントゲンのX線透視法の発明から始まります。20世紀に入り、X線検査は胸や腹、骨などの異常を調べるために普及しました。1970～80年代にかけて、CT（X線を用いたコンピュータによる断層撮影）やMRI（磁気共鳴画像）などが定着。X線よりも広い範囲を、より詳細に画像化できるようになり、画像診断のルネッサンス時期だったと言えます。

そして、21世紀になってAIによる画像診断が登場し、専門医に匹敵するような病変の検出ができるようになり、画像診断の第2のルネッサンスと言われています。

日本は画像診断大国！

実は、日本は世界でもCTやMRIの保有台数が多い画像診断大国です。経済協力開発機構が2015年に発表した人口100万人当たりのCT台数、MRI台数は、ともに日本が世界1位でした。

日本の医療の現場では、それだけ多くの画像診断が行われています。撮影された画像は

CT台数及びMRI台数の国際比較（上位10ヶ国）

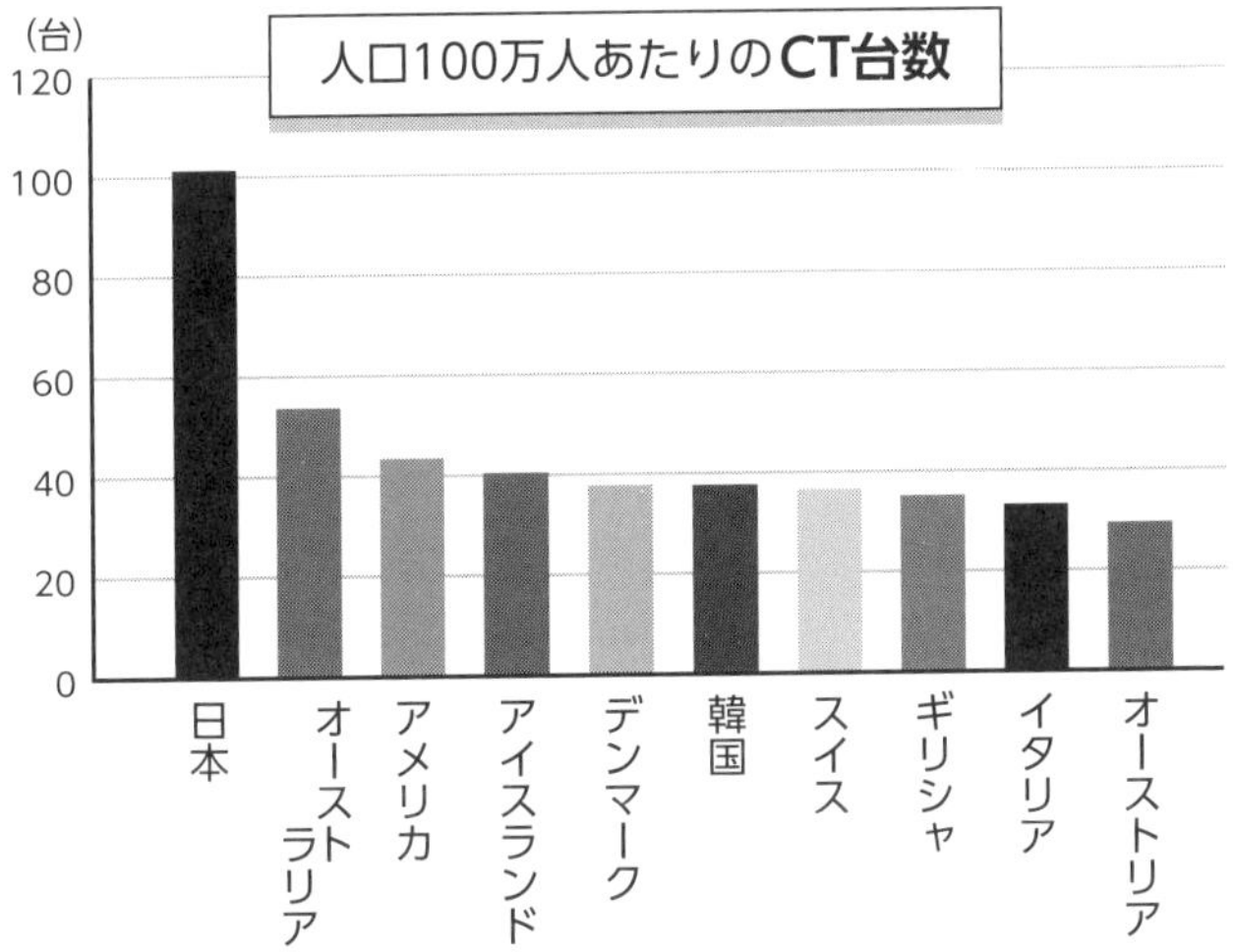

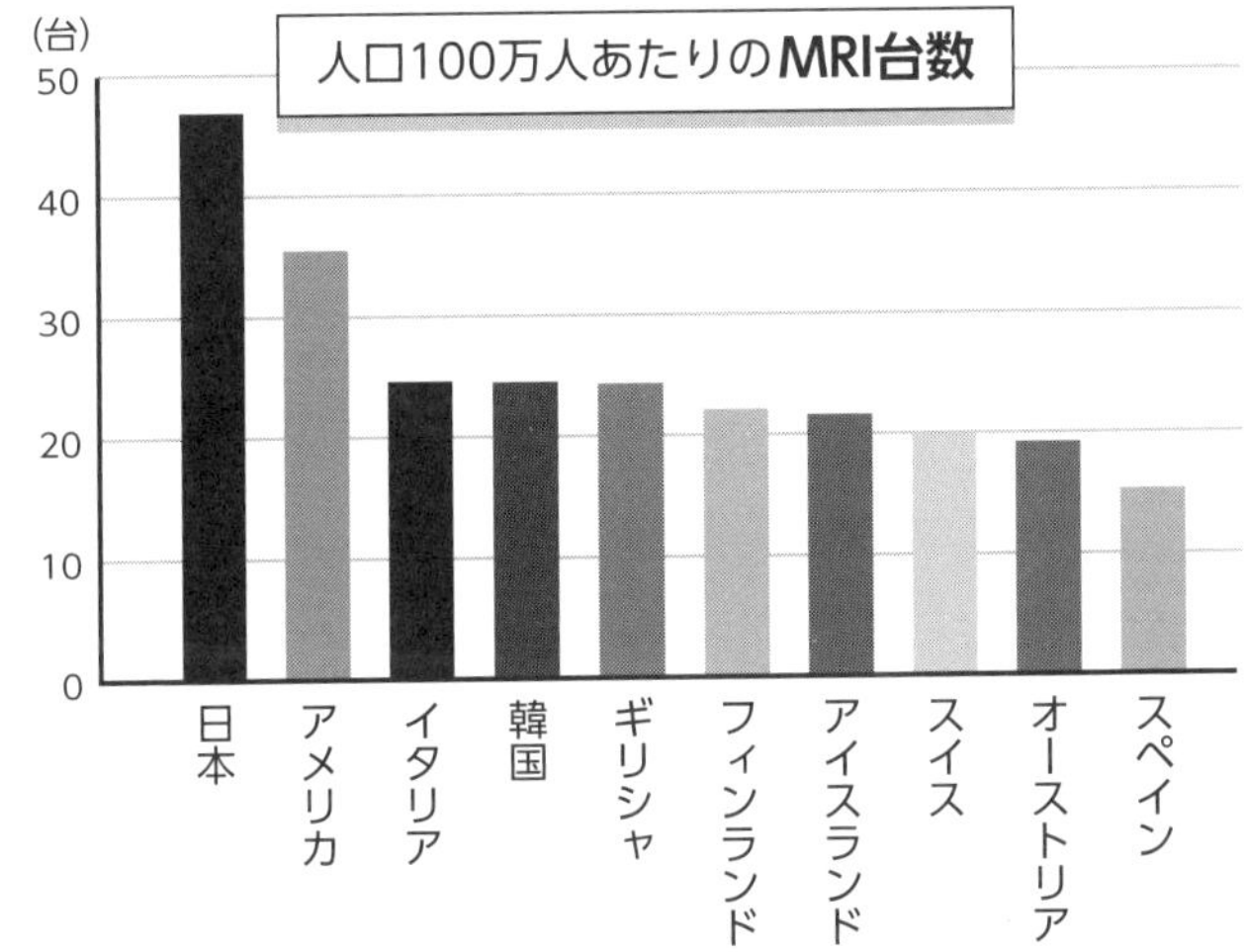

OECD Health Statistics 2015より（2013年分もしくは直近分）

放射線専門医（読影医）が診断するのですが、ＣＴやＭＲＩの台数に比べ放射線専門医の人数は少なく、一人で大量の画像を見なければなりません。優秀な放射線専門医であっても、オーバーワークで見落としが出てきてしまうこともあり得ます。

しかし、ＡＩならば疲れ知らずで、何時間でも大量の画像をスピーディーに読影できます。撮影した画像をＡＩがチェックし、放射線専門医が目視でダブルチェックすることで、ほとんどの見逃しを防ぐことが可能になるのではないでしょうか。

私の病院は岡山市の東部に位置し、「東の救急の拠点」と称されていますが、年間１０００件を超える救急患者さんを受け入れています。そして、受け入れ時には、頭部から骨盤までをＣＴで一気に撮影して、正確な診断と病気の見落としの防止、また命に関わるような病変がないかどうか調べます。

特に夜間の時間帯は当直医師が一人ですので、ＡＩを搭載したＣＴ機器ができたら、当直医は非常に助かると思います。医師の少ない地域でも、こうしたＣＴは威力を発揮してくれますね。

画像診断AIが、がんを発見する時代に

ＡＩの画像診断によって、さまざまながんを早期発見することが可能になってきました。ＡＩと医師とのダブルチェックで、検出精度を上げる効果がもたらされています。

●肺がんの正診率94％のAIも

２０１９年５月、世界的な科学雑誌『ネイチャー』に、ＣＴの撮影画像でＡＩが肺がんを検出し、正診率は専門医と同等だったという報告が載りました。

４万枚以上の画像を学習させたＡＩは、約６７００例の画像を使ったテストで微小な肺がんを94％の正診率で検出。これは、専門医の正診率と同程度だということです。ＡＩを搭載した胸部ＣＴでふるい分け検査（スクリーニング検査）を行えば、肺がんを発見できる可能性を示しています。

日本では、がんによる死亡者数で肺がんがトップになっています（２０１８年）。ＡＩによるふるい分け検査で早期発見できれば、肺がん死亡者数を減らすことにつながるので

はないでしょうか。

●乳がんのマンモグラフィでAIが専門医以上の検出精度を発揮

多くの先進国では、乳がんの早期発見のためにマンモグラフィ検診が行われています。マンモグラフィとは、透明なプラスチックの板で乳房をはさんでX線で撮影する方法です。私の病院にも乳腺科があり、高性能なマンモグラフィを導入して検診を行っています。

マンモグラフィ画像の読影には高い技術が必要で、放射線専門医による乳がんの検出率にはバラつきがあります。本当はがんではないのに陽性と判定されてしまう（偽陽性）と、患者さんは不必要な不安を抱えてしまいますし、本来は必要のない経過観察を行わなければなりません。

最悪の場合、がんではないのに放射線治療を受けたり、乳房の部分切除になったりするリスクも生じます。見落としや偽陽性の診断をしないよう、正確な画像診断が求められているのです。

２０２０年１月、『ネイチャー』に、乳がんのマンモグラフィの画像を学習させたＡＩの検出精度についての報告が載りました。イギリスの約２万６０００人とアメリカの約

３０００人のマンモグラフィの画像をＡＩに診断させたところ、専門医の見落とし率と比べ、ＡＩのほうがイギリスで２・７％、アメリカで９・４％低かったそうです。

また、偽陽性率もＡＩのほうがイギリスで１・２％、アメリカで５・７％低いという結果が出ました。

なお、この調査はイギリスでは放射線専門医２人、アメリカでは１人で行っています。この研究調査ではダブルチェックが有効ということも読み取れ、専門医と同等以上のＡＩがあれば一人態勢の場合に大きな力となってくれるでしょう。

●大腸内視鏡検査中にリアルタイムでAIがポリープを検出

日本人のがん罹患者の中で最も多いのが大腸がんです。がんによる死亡者数でも、女性では１位になっています（２０１８年）。大腸内視鏡で早期がんや腫瘍性ポリープ（がん化する可能性の高い突起物）を発見して切除することが、大腸がんによる死亡者を減らすことにつながります。

しかし、大腸内視鏡検査は大腸の形状などに個人差があり、ベテランの医師でも負担が大きく、１回の内視鏡検査で腫瘍性ポリープの約22％が見落とされているという研究報告もあります。

サイバネットシステム社は超拡大内視鏡の画像に対し、リアルタイムで腫瘍性ポリープとがん化するリスクが少ない非腫瘍性ポリープを見分け、医師に提示するAI「エンドブレイン」を開発しました。これは、2019年にオリンパスから販売されています。

そして、サイバネットシステム社は大腸内視鏡診断支援AIの第2弾として、「エンドブレインアイ」を開発。これは、約395万枚の内視鏡画像を学習し、テストで病変を正しく検出する感度は95%だったそうです（「感度」とは画像中に病変がある時に、AIが正しく病変があると判断できる確率）。

このAIの特徴は、内視鏡画像でポリープなどを発見すると、あえて位置まで特定せず、音と色で警告を発することです。診断の最終責任は医師にあるので、AIは医師の見落としを防ぐことに徹しています。

国内他社でも大腸内視鏡検査中にポリープを検出するAIの開発が進んでいます。今後、AIによって腫瘍性ポリープの見落としが少なくなっていくことは確実だと思われます。

このようにAIが進化しても、最終判断を下すのは医師です。ですから、AIが進歩す

AIで大腸ポリープを見つけて切除する

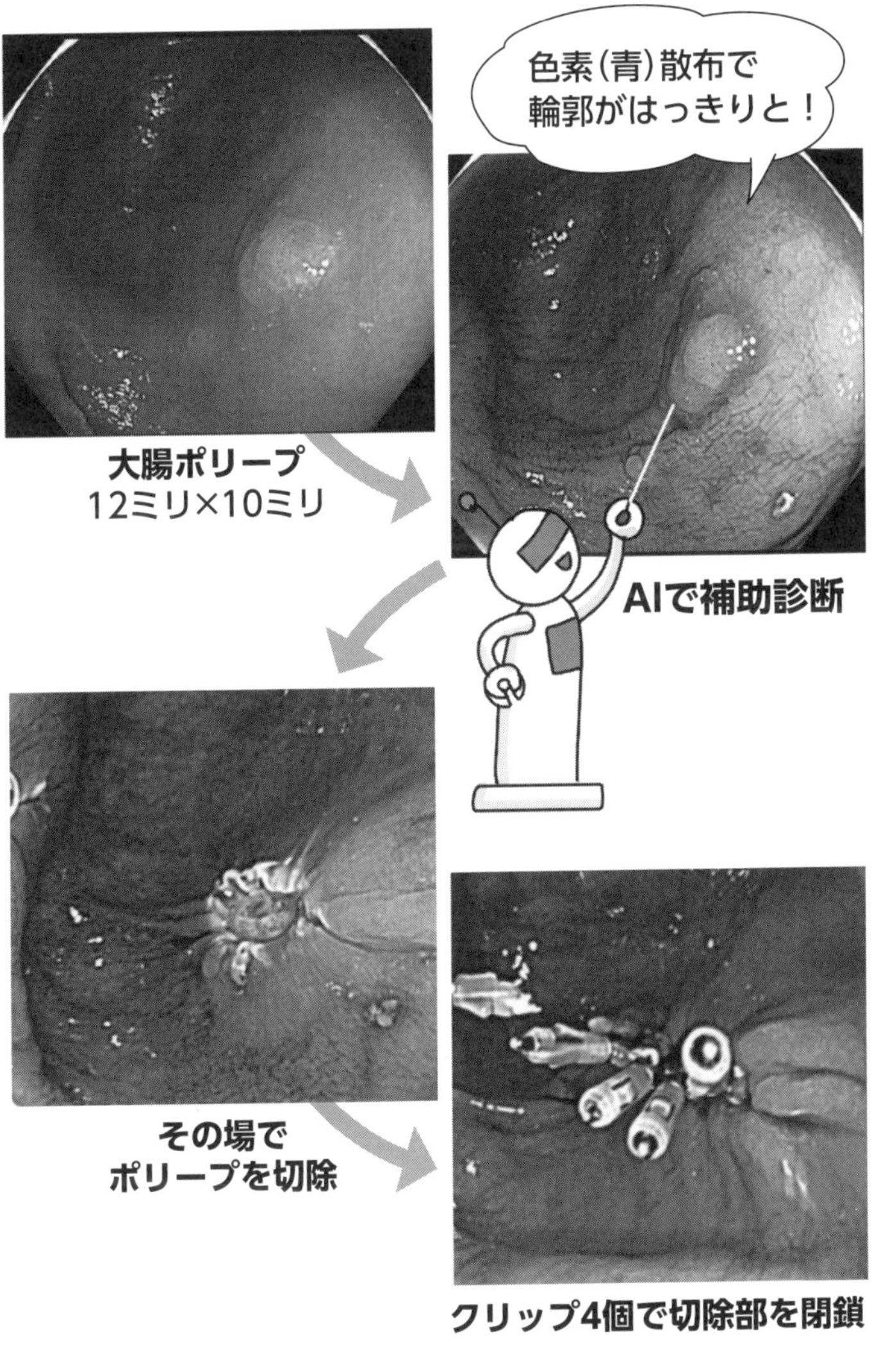

るように医師も進歩していく努力をしなければ困った事態が生じますね。ＡＩを上手に活用することは、もはや医師の責務ではないかと思います。

脳MRIでAIが数秒で脳動脈瘤を検出

がん以外の病気の発見にも画像診断ＡＩが活躍しています。たとえば、脳動脈瘤の検出に成果が出ています。

脳動脈瘤は脳の動脈の一部が瘤《こぶ》のようにふくらむ病気です。この瘤が破裂するとクモ膜下出血を起こします。

破裂していなければ無症状なケースがほとんどなので、脳ドックなどで脳ＭＲＩの検査をして、初めて気づくことが多いのです。脳ＭＲＩで脳動脈瘤を見つけることは、クモ膜下出血の予防に役立ちます。

脳ＭＲＩで脳動脈瘤を検出するＡＩをベンチャー企業エルピクセル社が開発し、「エイル・アニュリズム」という名前で、２０１９年10月から販売を開始しています。

脳動脈瘤を AI で見つけて、破裂前に治療

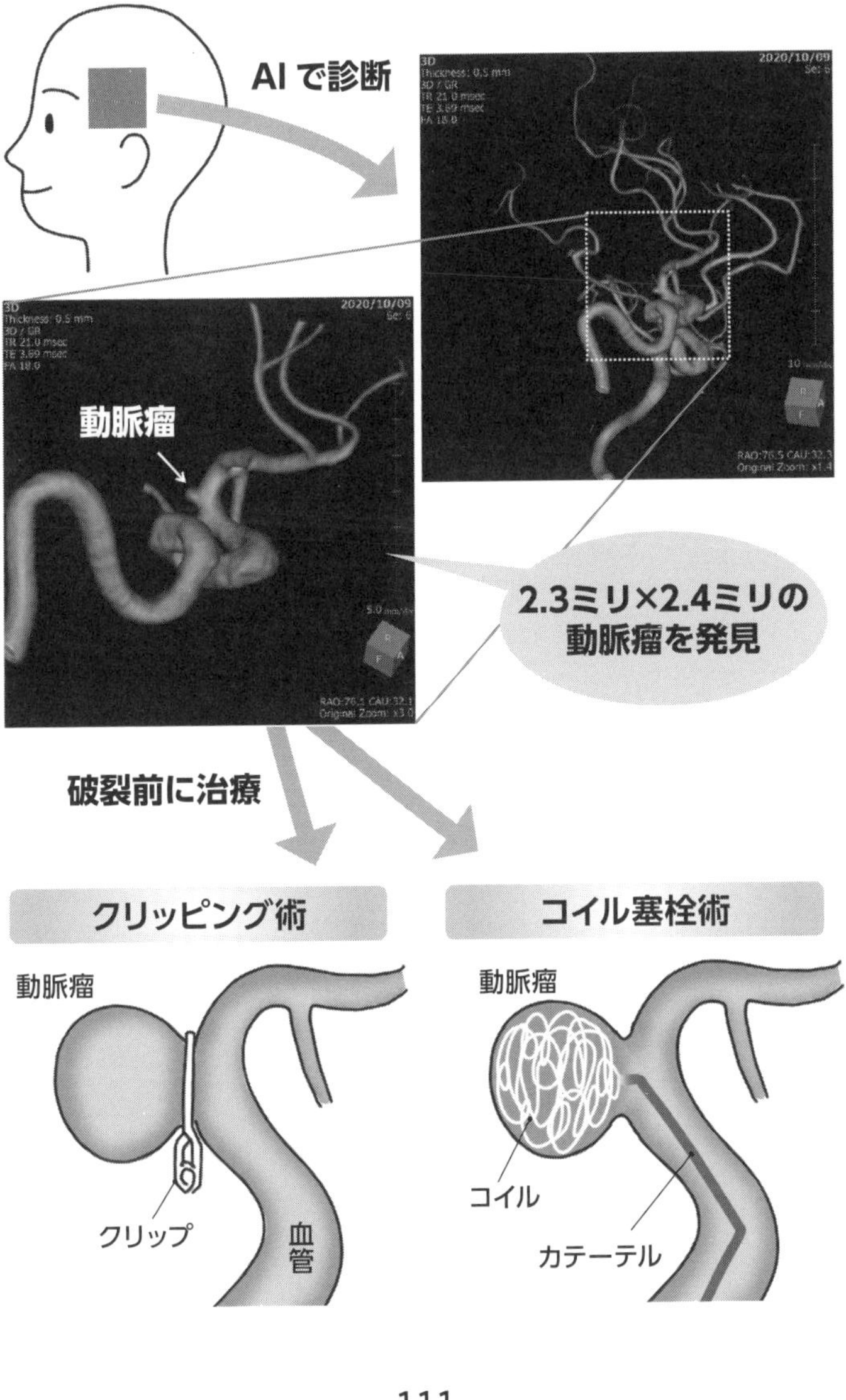

このシステムは、数秒で2ミリ以上の脳動脈瘤の可能性の高い部分を見つけ、赤い目印を画面に表示することで専門医の読影をサポートします。開発時に150症例の画像を用いてテストしたところ、医師単独で読影した場合の感度は68・2%だったのに対し、このAIを併用した場合は77・2%になり、診断精度が上がったそうです。

心電図から医師が気づかない心房細動をAIが発見

今までの画像診断AIは専門医とほぼ同等の検出率を持つものでした。ところが、専門医でも肉眼ではわからない微細な変化をAIが見つけたとする論文が発表され、AIの目が専門医の目を超えたのではないかと驚きました。

2019年8月に医学雑誌『ランセット』で、アメリカの病院メイヨークリニックの研究者が、不整脈発作の見られない心電図の画像から、AIが心房細動の有無を突き止めたと発表しました。

心房細動とは不整脈の一種です。心臓には二つの心房と二つの心室がありますが、心房部分が細かく震えるような異常な動きをして、心臓本来の動きができなくなる病気です。心房が正常な動きをしていれば、心電図には一定間隔の規則正しい脈が出ますが、心房細動が起きると不規則なバラバラの脈になります。

心房細動によって心臓機能が低下することで、心不全を引き起こすことがあります。また、心房内で血液が淀んで血栓ができ、脳梗塞を招く場合もあります。

このような重篤な状態に陥らないためには、心房細動を早期に発見することが大事です。心房細動は心電図で診断しますが、心房細動が時々起きるタイプの場合は、すぐには見つからないことが多いのです。

事実、私の母親が心房細動でした。私が岡山大学病院に勤務していたころ、胆石を発症しました。そこで、岡山大学で手術をしてもらったのです。高齢でもあったので、ＩＣＵによる管理を一泊だけお願いしたところ、当時のＩＣＵの部長が快くご承諾くださり、本当に感謝しました。職員の利かと思いました。ＩＣＵでは、手術後はしばらくの間、心電図をつけて管理しました。

その日の担当が、そのＩＣＵの部長の片山先生でした。日本集中治療医学会の重鎮を務

AIで心房細動の早期発見＆治療

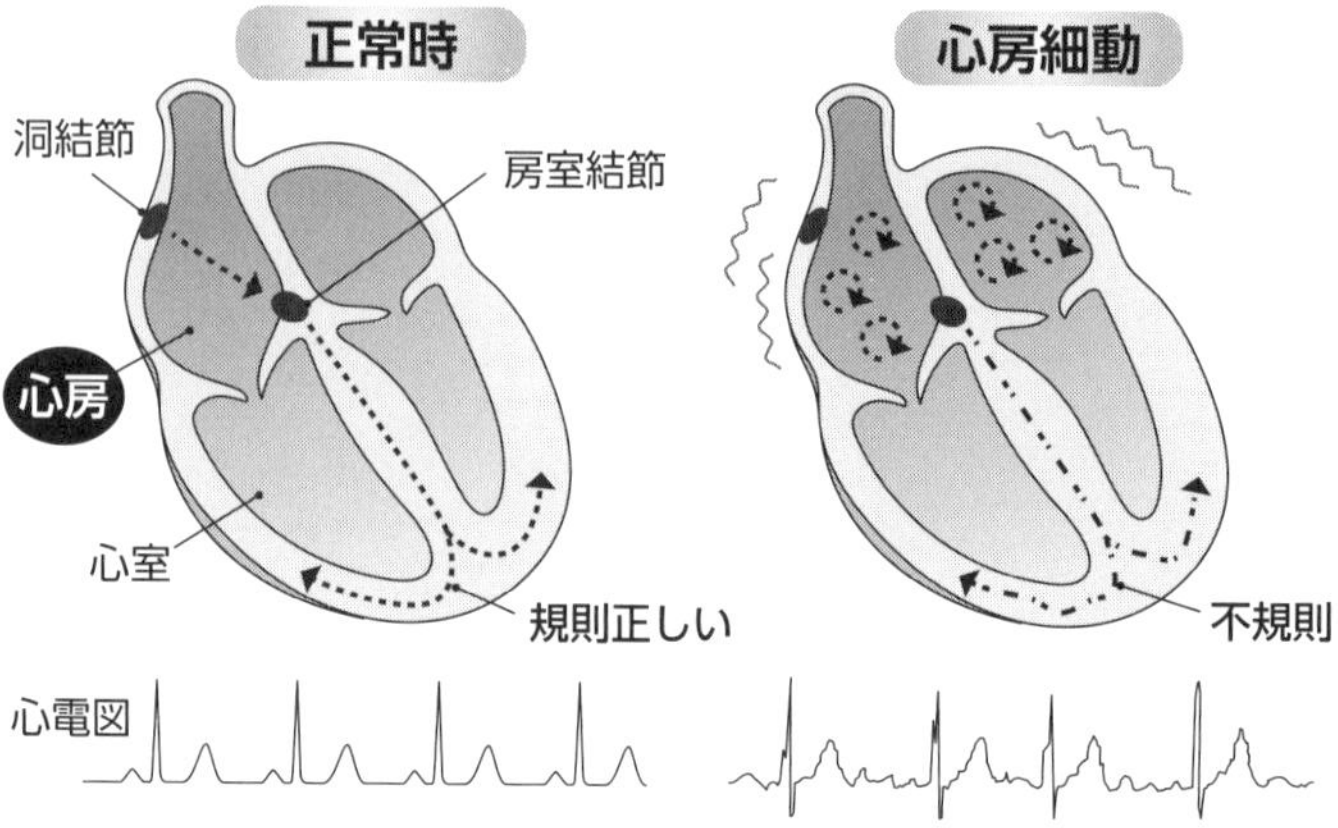

心房の動きが正常で、
一定間隔の脈になる

心房細動が起きると、
バラバラの脈になる

治療法としては、薬物療法のほかに、**アブレーション術**がある

治療法を選択

高周波アブレーション

カテーテル先端を細かく
動かしながら複数回焼灼を
行い、肺静脈を隔離

クライオバルーンアブレーション

カテーテル先端の
バルーンによる1、2回の
冷却で肺静脈を隔離

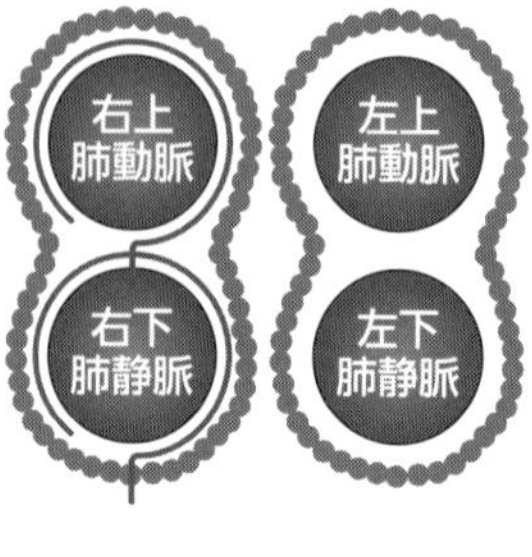
右上
肺動脈
左上
肺動脈
右下
肺静脈
左下
肺静脈

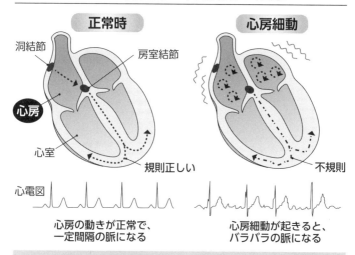

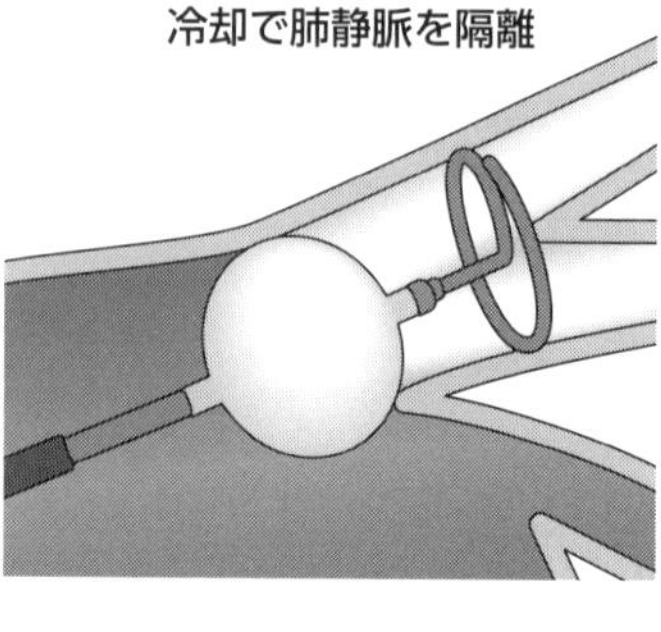

めている方で、心房細動の波形が出現するのを発見してくださいました。それ以後、血液をサラサラにする薬であるワーファリンを内服することになりました。おかげで、心房細動による大きな合併症は生じていません（歯肉出血等には悩まされていますが）。

このように、特に高齢の患者さんには気をつけていただきたい心房細動ですが、メイヨークリニックの研究では、専門医が見て正常の心電図から潜在的な心房細動をＡＩが識別したというのです。ＡＩが人間の目には見えない微細な動きやパターンを見つけたということでしょう。ＡＩによる画像診断の将来を予感させます。

コラム

画像診断ＡＩの法規制が新型コロナで変わる？

わが国ではがんや脳動脈瘤の画像診断のほかにも、インフルエンザ診断や眼底画像の解析など、さまざまな画像診断を支援するＡＩの開発が進んでいます。しかし、医療機関で利用するためには「医薬品医療機器等法」の承認を得ることが必要です。

「医薬品医療機器等法」とは聞きなれない法律ですが、２０１４年に薬事法が改正されて医薬品医療機器等法という名称に変わったのです。略して「薬機法」とも言います。

薬機法では医療機器を一般医療機器（クラスⅠ）、管理医療機器（クラスⅡ）、高度管理医療機器（クラスⅢ、クラスⅣ）に分けています。

薬機法の承認を得るには審査期間だけでも半年以上かかるなど法規制があり、日進月歩のAI医療の世界では高い壁となっていました。画像診断AIを開発する企業で薬機法の承認を得ているのは、2020年5月の時点で2社のみでした。

2018年にサイバネットシステム社の大腸内視鏡診断支援AI「エンドブレイン」がクラスⅢで、2020年1月に「エンドブレインアイ」がクラスⅡで承認を得ています（108ページ参照）。

もう1社はエルピクセル社で、2019年9月に脳MRIで脳動脈瘤を検出する「エイル・アニュリズム」がクラスⅡの承認を取得しています（110ページ参照）。

そのような状況下、2020年に新型コロナウイルスが猛威をふるい、日本でも感染が広がって対応に追われました。感染拡大防止のため、厚生労働省は2020年4月に新型コロナウイルス関連の医薬品や医療機器などの承認審査を優先するとの通達を出しました。

すると、中国のベンチャー企業インファービジョン社が開発した、胸部ＣＴ画像を解析して新型コロナウイルス感染の可能性を表示するＡＩが、申請して３週間後の６月３日に承認されたのです。

新型コロナウイルスの感染拡大がきっかけとなって、画像診断ＡＩの医療機器としての承認スピードが速くなり、医療機関への普及が進むかもしれません。

ＡＩの活用で新薬の開発期間が大幅に短縮？

皆さんは薬がどのように開発され、商品化されるのかご存じですか。実は、一つの薬が誕生するまで、途方もない年月と費用がかかっているのです。

わが国で薬を開発するには、次のような段階があります。

１　病気の原因となる体内のタンパク質を特定。
２　１のタンパク質と結びついて快方に向かわせる化合物を探す。

3　基礎研究（化合物の科学的な性質を調査）。

4　非臨床試験（動物実験や細胞を使った非臨床試験を行ない、効き目や安全性を確認）

5　臨床試験第Ⅰ相（少数の健康な成人に対し、薬の吸収・排泄、安全性などを調査）

6　臨床試験第Ⅱ相（少数の患者さんを対象に、薬の効き目や投与量、安全性などを調査）

7　臨床試験第Ⅲ相（数千人など多数の患者さんを対象に、最終的な効き目や安全性を確認）

8　厚生労働省の承認審査

このような段階を経て、厚生労働省で承認されて、はじめて薬として販売することができるのです。しかし、開発を始めた新薬の候補のほとんどは脱落の憂き目にあいます。成功確率は2〜3万分の1と言われ、開発にかかる時間は10年以上、費用は1000億円をくだりません。

なぜ、こんなに時間とコストがかかってしまうのでしょうか。

まず、2の新薬の候補になる化合物を探すのが大変です。病気の原因となるタンパク質と化合物の組み合わせは無数にあり、効果がありそうな化合物が見つかっても、実験してみると想定していたような効果が出ないこともあります。

特に臨床試験第Ⅱ相で、ほとんどが脱落してしまうと言われています。第Ⅱ相で失敗すると、それまでにかけてきた開発費は回収できません。このような新薬開発にかかる時間とコストの問題に、世界中の製薬会社は頭を悩ませています。

そこでＡＩを新薬開発に生かそうという動きが出てきました。

２０１９年、アメリカのベンチャー企業インシリコ・メディシン社は、化合物に関するデータをＡＩに学習させ、線維症に関連するタンパク質に結びつける化合物の候補を選ばせたところ、21日間で3万種類を導き出し、その中から薬になる見込みの高い六つの化合物を提示しました。

その後、研究室で六つの化合物を合成し、そのうち二つを細胞でテストし、一つは動物実験まで進み、好ましい結果が得られたと、医学雑誌『ネイチャーバイオテクノロジー』で報告しています。動物実験まで要した時間はわずか46日でした。

また、２０２０年、大日本住友製薬とイギリスのＡＩ創薬企業であるエクセンシア社は、ＡＩを活用して強迫性障害の新薬候補の化合物を合成し、臨床試験第Ⅰ相を国内で開始したと発表しました。業界平均で4年半と言われる化合物を探す期間（先ほどの2の段階）を12か月未満に短縮し、ＡＩを使って創出した新薬候補としては世界で初めて臨床試験にまで進んでいます。

他の製薬会社もＡＩ企業と提携して、新薬の開発期間の短縮やコスト削減を目指しています。ＡＩを使った創薬は、研究段階から実用段階へと踏み出し始めているようです。

論文を読むAIも登場

「ウイルス感染という脅威」が、実はＡＩのさらなる発展に拍車をかけました。人類より早く地球に棲みついていたウイルス。地球を滅亡させるのは、核兵器ではなくて、ウイルス感染症とも言われていますね。

新型コロナウイルスの感染が日本で急速に拡大した頃、私も院内感染が起きないよう必死に努力していました。効果的な感染防止策を取るためにも、有力な論文だけでも目を通したいと思っていました。しかし、世界中に感染が広まるにつれ、新型コロナウイルスに関する論文の発表も急激に増え、２０２０年5月の段階で5万本以上あったそうです。

5万本もの医学論文を一人の人間が読むのは不可能です。しかも、通常は専門家による査読（検証）を経て、信憑性、正確性のあるものが公表されるのですが、新型コロナウイルスの論文に関しては迅速性を優先して査読なしにネットに公開されています。つまり、5万本の論文は玉石混交なのです。

そんな時に目にしたのがＮＨＫ「サイエンスＺＥＲＯ」の「新型コロナ論文解析ＳＰ」と題した番組です。ｉＰＳ細胞でノーベル賞を受賞した山中伸弥教授を中心とする専門家チームが、ＡＩを使って5万本の論文を解析して、ウイルスの変異や重症化のメカニズムなどを探っていました。

ＡＩは膨大な論文を読み込んで整理したり、蓄積した膨大な論文の中から必要な論文を探し出したりするのが得意です。

たとえば、２０２０年7月、日本のデータ解析企業であるフロンテオ社が、創薬プロセスを効率化する論文探索ＡＩ「アマノガワ」（Amanogawa）を発表しました。

病気の原因であるタンパク質や新薬の候補となる化合物についての新しい情報は、新薬開発中に常にチェックしなければなりません。世界中の論文を検索するだけでも、かなりの労力がかかります。アマノガワは最新の生物や医学の論文を検索できるデータベースをＡＩに学習させ、研究者が自分の仮説やキーワードを入力すると、関連する論文が抽出され、論文同士の類似性も分析してくれます。

ウイルスの次は、やはり日本人の死亡率第一位の〝がん〟です。がんゲノム医療の分野でも、論文を読むＡＩの開発が進んでいます。

「がんゲノム医療」とは、がん患者のがん細胞の遺伝子を調べて、一人ひとりに合った治療薬を探すことです。同じがんであっても、原因となる遺伝子はいろいろあります。従来の標準治療で効果がなかった場合、原因の遺伝子を特定できれば、その遺伝子に効果のある治療薬を使うことができます。

そのため、２０１９年にがんの遺伝子を網羅的に調べられる検査が保険適用になりました（がんゲノム医療については、前著『もっとブラッシュアップできるがん対策』（現代書林）に詳しく書きましたので、興味のある方は参照してください）。

遺伝子に変異が見つかった場合、変異を考察し、どんな治療薬を選択すべきかなど治療方針を決めます。しかし、遺伝子変異やその治療については膨大な数の論文があり、治療方針を決めるのに時間がかかっているようです。

そこで、富士通研究所と東京大学が共同で論文を読むＡＩの開発を進めています。血液腫瘍（白血病など）に特化して86万件の論文を学習させ、患者さんの遺伝子変異に関して、該当する治療法の記述を自動的に出力します。実証実験では、治療方針の検討に要する時間を半減できたと言います。さらに、他のがんについての論文を読むＡＩについても開発を始めているそうです。

コラム

新型コロナ感染拡大を世界で最初に警告していたのはＡＩだった！

新型コロナウイルス感染拡大の経過を振り返ってみると、最初は中国湖北省・武漢で原因不明の肺炎患者が発生したことでした。２０２０年１月５日にＷＨＯ（世界保健機関）が感染流行情報を発表。１月９日に中国国営メディアが新型コロナウイルスの検出を伝えました。

こうした動きに先立ち、世界でいち早く新型コロナウイルスの国際的な感染拡大を警告したのが、カナダのベンチャー企業ブルードット社のAIでした。2019年12月31日に、新型コロナウイルス（当時は原因不明の肺炎）が武漢からバンコク、ソウル、台北、東京に感染拡大すると警告していたのです！

ブルードット社を創業したのは、カナダの医師カムラン・カーン氏です。2003年に中国で発生したSARS（重症急性呼吸器症候群）はカナダにも上陸。当時、臨床医だったカーン氏はSARSの感染拡大をきっかけに、感染症の国際的な拡散について研究を始めました。

彼は10年後の2013年にブルードット社を創業。牛や豚など動物のデータ、国際航空移動データ、気候変動データなどを収集してAIが分析し、さらに検討を加えたうえで各国政府や専門家に情報を提供してきました。2014年のエボラウイルス発生時も、国際的な感染拡大を事前に警告していました。

ブルードット社のAI解析の特徴は、国際航空移動データの重視です。飛行機による自由な移動が、呼吸器感染症の急激な感染拡大に影響を及ぼしているという考えからです。

一方、ＳＮＳのデータは信頼性が下がるという理由で取り入れていないそうです。感染発生国で発表が遅れた場合など、ＡＩの予測が威力を発揮するのだなと感じました。また、正確な予測を導くにはＡＩに何をディープラーニングさせるのかが重要だと、改めて思いました。

コラム

ロボットがPCR検査の結果を教えてくれる

報道によると、遠隔操作で新型コロナウイルスのＰＣＲ検査が可能なロボットシステムを川崎重工などが開発したそうです。空港などで利用客が唾液や鼻腔から採った検体を提出すると、ロボットが全自動でＰＣＲ検査のすべての工程を行ってくれます。システムが導入されれば、検査時間は約80分で、これまでの２１０分から大幅に短縮。検査結果は空港内の待合室にいる利用者のスマホなどに送られ、その場で陰性証明書などを受け取ることができるそうです。

川崎重工では東京オリンピック・パラリンピックも視野に入れ、早急に運用を始めたいとしています。また、この検査には政府も注目し、経済再生担当大臣が視察したそうです。時代がＡＩによってどんどん進んでいることを実感しますね。

第 4 章

地域医療とデジタルによる健康管理

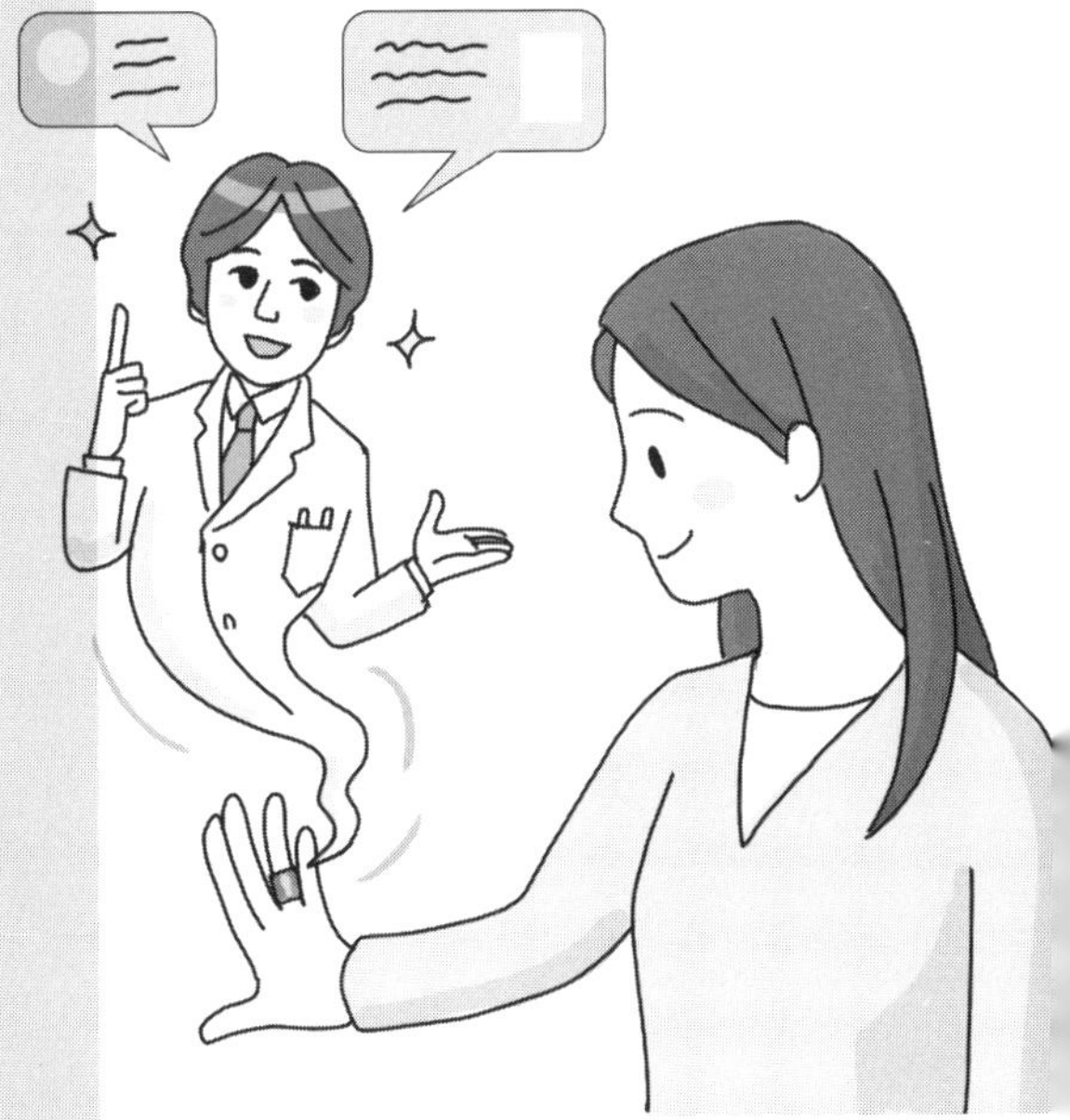

デジタルによる健康管理（ヘルスケア）で健康寿命を延ばす

近年、「健康寿命」という言葉をよく聞くようになりました。厚生労働省は「健康上の問題による日常生活への影響がない期間」を健康寿命としています。わかりやすく言い換えると、介護などを受けずに自立して生活できる年数です。

自分のことを自分でできる生活を長く続けたいと願っている高齢者は多いでしょう。しかし、健康寿命と平均寿命に差があることが問題になっています。

２０１９年の日本人の平均寿命は男性が81・41歳、女性が87・45歳でした。ところが、健康寿命は２０１６年時点で男性は72・14歳、女性は74・79歳が平均としています。平均寿命と健康寿命の間に10年前後のギャップがあるのです。

健康寿命を延ばしてギャップを埋めることが、国の健康政策の大きなテーマとなっています。健康寿命を延ばすことは、高齢者の生活の質を高めることにつながることはもちろん、医療費や介護費の増大を抑えることにもなるからです。

日本人の平均寿命と健康寿命

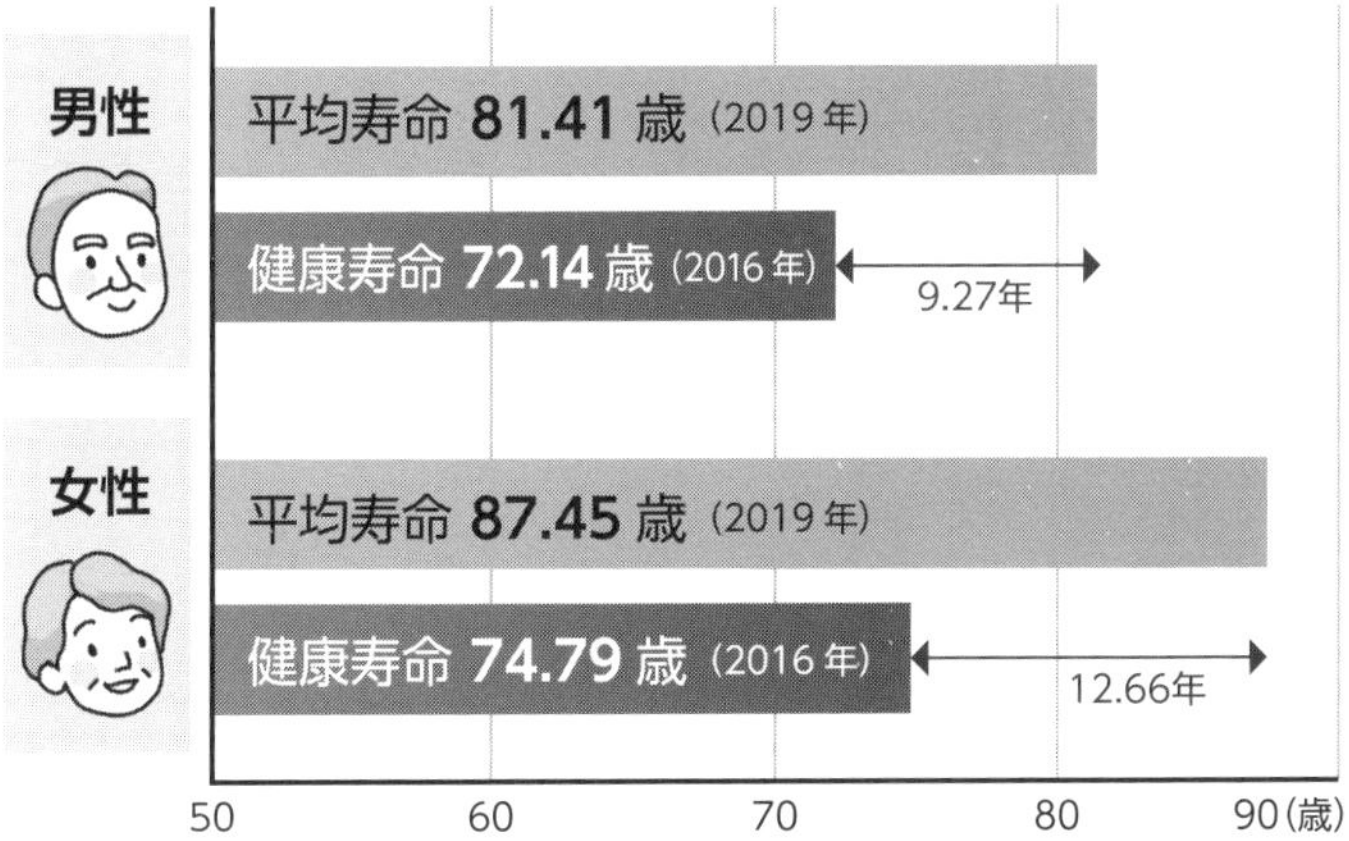

（厚生労働省の資料より）

健康寿命を延ばすためには、健康管理（ヘルスケア）が大事になってきます。病気になってから治療するのではなく、病気にかからないように対策を立てるという予防医学の実践が求められます。

健康管理の分野にも、ＡＩやＩｏＴを取り入れて効果を上げようとする動きが広がっています。その代表的なものがウェアラブル機器（身に付ける電子機器）です。

スマートウォッチで健康管理

スマートウォッチは腕時計タイプのウェアラブル機器です。

スマートウォッチで健康管理

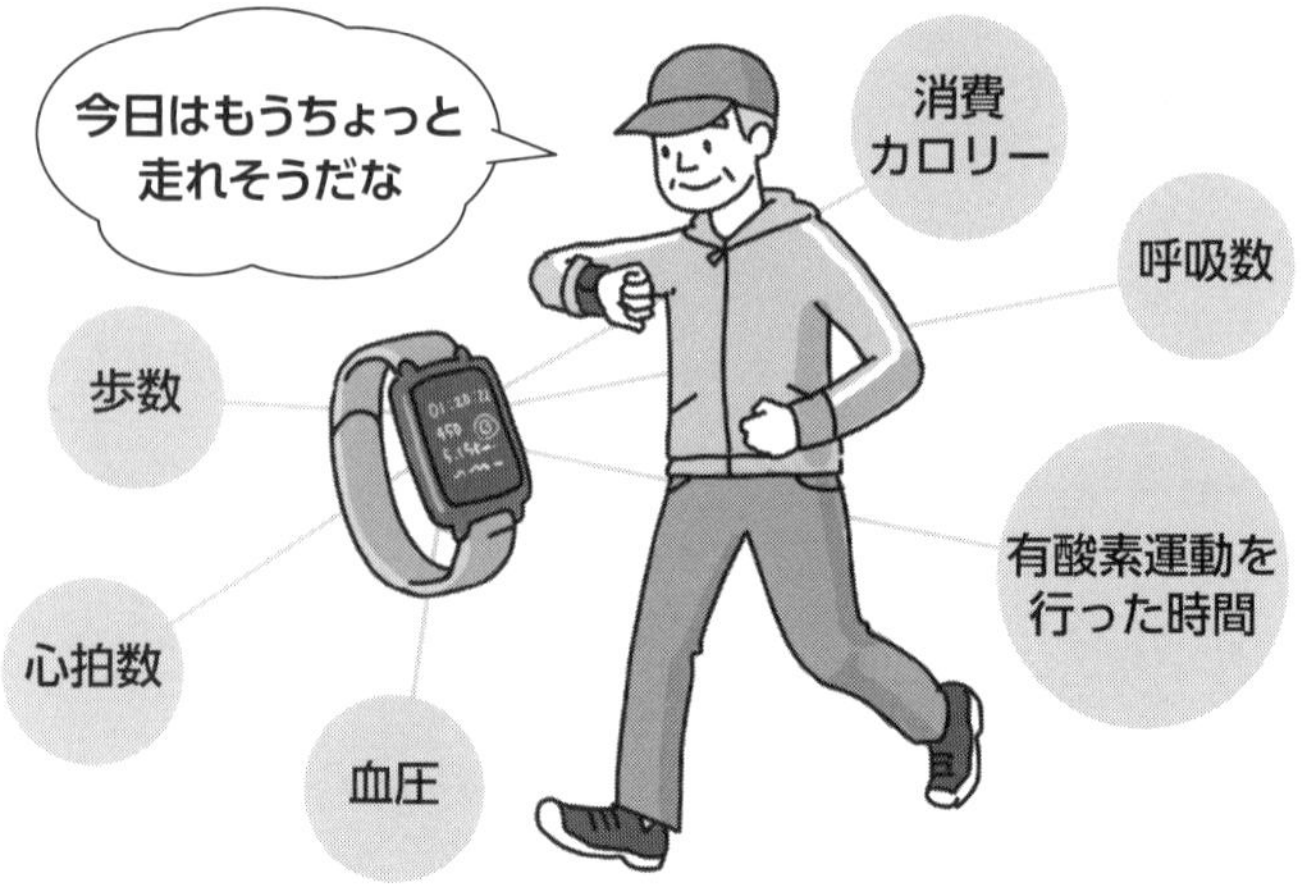
今日はもうちょっと走れそうだな
消費カロリー
呼吸数
歩数
有酸素運動を行った時間
心拍数
血圧

２０１５年に発売された「アップルウォッチ」は、時計以外の機能をたくさん持ったスマートウォッチとして注目を集めました。

たとえば、心拍数を計って表示したり、サイクリングやランニング、ヨガ、水泳などの運動量を測定したり。「アイフォン」（＝アップル社のスマホ）のアプリ（ソフトウエア）と連動して、消費カロリーや有酸素運動を行った時間などを継続的に記録できます。

また、歩数などの目標値を決めると、日々達成度がアプリで確認できるので、運動の継続意欲がわき、健康増進に役立ちます。

そのほか、転倒検出機能もあり（シリーズ４以降）、ＡＩが転倒事故と判断すると所有者にアラートを出して、60秒たっても反応がない場合、自動的に緊急通報サービスに連絡します。

「アップルウォッチ」対応のさまざまなアプリも登場しています。食事を記録し、カロリー計算してダイエットに役立てるもの。水分補給量を記録して、熱中症対策にするもの。睡眠時間や睡眠の質を計測して、規則正しく質の良い睡眠が取れているかどうか確認できるものなど。必要なアプリを使えばヘルスケアのサポートとなるでしょう。

オムロンが２０１９年に発売開始したスマートウォッチである「ハートガイド」は、アメリカと日本で医療機器として承認されたウェアラブル血圧計です。上腕で血圧を測定する際にはカフと呼ばれる帯状のものを巻き付けますが、この機器は手首にカフを巻いて測定します。

専用アプリをスマホにダウンロードすれば、血圧の数値を記録できるのはもちろん、脈拍数、歩行距離、消費カロリー、睡眠時間なども把握することができます。

コラム

ヘルスケア分野にもGAFAが進出

アメリカの巨大IT企業のGoogle（グーグル）、Apple（アップル）、Facebook（フェイスブック）、Amazon（アマゾン）の4社を、頭文字を取って「GAFA」と呼びます。GAFAはAIを使ったさまざまなサービスを実現しています。ネットの検索機能、迷惑メールの選り分け、購入履歴から推測される商品の広告など、パソコンやスマホを使っている人ならお馴染みのものばかりです。

そして、GAFAはヘルスケア分野にも進出を始めています。

アップルは代表的なスマートウォッチである「アップルウォッチ」を持ち、「アイフォン」にはヘルスケアの専用アプリが内蔵されていて、ウェアラブル機器では人気ナンバー1です。

グーグルは2019年にウェアラブル機器大手のFitbit（フィットビット）社を買収し、アップルを追走しようとしています。

フェイスブックはアメリカ国内のユーザーを対象に、健康診断やワクチン接種などの受診を促す「Preventive Health」（予防保健と訳せます）というアプリを２０１９年から公開しています。アマゾンは「ピルパック」というオンライン薬局を買収したほか、２０１９年に世界的な製薬会社ノバルティスと提携し、新薬の製造や配送の効率化を支援しています。

ＧＡＦＡのヘルスケア分野への進出によって、使い勝手の良い魅力的なヘルスケア・アプリなどが期待できますが、健康に関する個人情報が適切に保護されているのかという不安も持たれています。

ＡＩが個人別にサプリメントを選択

サプリメント（栄養補助食品）で、不足しがちな栄養素を補給しようとする人が多くなっています。しかし、過剰摂取は好ましくありません。その人にとって不足している栄養素のみを、サプリメントで補うべきなのです。しかし、何が不足しているのか把握できず、たくさん市販されているサプリメントから何を選べばいいのかわからない、という人がほとんどなのではないでしょうか。

そんなニーズに対応するため、ＡＩを活用したオーダーメイドサプリメントサーバーがあります。たとえば、ドリコス社が開発したシステムには、生体センサーで自律神経の状態を推定して必要な栄養素を決定する方法と、専用アプリで生活習慣や食事などの情報を収集・分析して求められる栄養素を決める方法があります。

いずれも、その場でＡＩが栄養素の配合を決め、サーバーから抽出します。サーバー内にはサプリメントがカートリッジ方式で内蔵されています。プリンターのインクカートリッジのようなイメージです。サプリメントは宅配で簡単に補充ができます。

自らの医療データを把握管理するＰＨＲ

皆さんは手術した経験がありますか。手術したことがあった場合、それがいつだったか即答できるでしょうか。生まれた年、学校を卒業して社会人になった年、結婚した年、子どもが生まれた年などは答えられても、手術した年となると「あれは子どもが小学生だったから、40歳より前なのは確かだけれど……」と、うろ覚えの人も案外多いものです。ましてや、子どもの頃に風疹にかかったことがあるかどうかなど、わからない人も少なくありません。

自分の病歴や医療情報などを正確に把握することはヘルスケアの基本です。しかし、個人の医療情報は受診した医療機関や検診を行う自治体に保存されています。受診記録はかかりつけ医や大学病院など治療を受けた医療機関ごとにバラバラに保存されていますし、検診記録も乳幼児健診は自治体が保管し、学校検診は教育委員会や学校、妊婦検診は産婦人科という具合です。

引っ越しなどで別の病院に紹介状なしで行くと、自分の記憶に頼って病歴や今まで受けてきた治療内容を説明しなければなりません。これでは、誤った情報を伝えてしまう恐れもありますし、前に受けていただろう検査を改めて行うようなムダも生じがちです。

そのため、個人の健康状態の履歴書と言われるＰＨＲという考え方が注目を集めています。ＰＨＲとは「パーソナルヘルスレコード」と言って、Personal Health Record の略です。「個人健康情報管理」とも訳されています（ここからは、ＰＨＲがたくさんのことに出てくるので、覚えておいてください）。

さまざまな医療機関や組織に蓄積されている個人の医療情報や健康情報を一つにまとめてクラウド（インターネット上のサーバー）に記録しておき、必要なときに本人が閲覧できるようにするとともに、医師など医療従事者に見せて活用しようというシステムです。根底には「医療情報は診療した医療機関だけのものではなく、患者さん本人のものである」という考え方があります。

ＰＨＲがあれば、初診でも持病やアレルギー、服薬履歴などが正確にわかり、最近受けた検査結果があれば、ムダな検査をしないですむでしょう。今まで「お薬手帳」や「母子手帳」、「糖尿病手帳」、「血圧手帳」などでバラバラに管理されていた情報が、一つにまとめられます。クラウドに保管されているので、災害などでデータがなくなることはありません。スマホで閲覧できれば、救急車などで緊急に運ばれる際にも役立つでしょう。

また、ウェアラブル機器などで集めたヘルスケアデータをこれに記録すれば、医療機関でのデータと併せてＡＩが解析することで、病気の予兆を発見できるかもしれません。

PHR システムのイメージ図

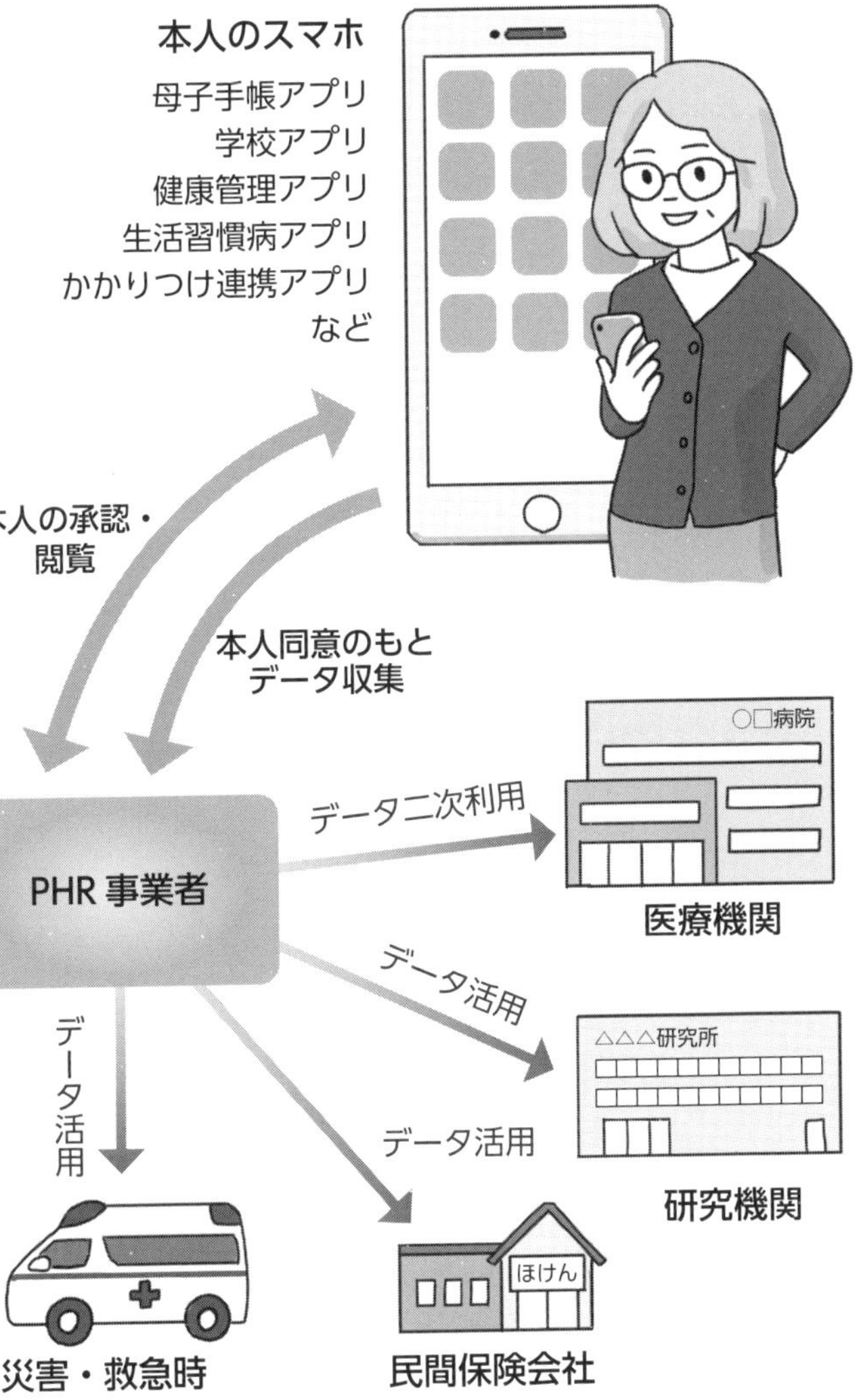
本人のスマホ
母子手帳アプリ
学校アプリ
健康管理アプリ
生活習慣病アプリ
かかりつけ連携アプリ
など
本人の承認・
閲覧
本人同意のもと
データ収集
PHR 事業者
○□病院
データ二次利用
医療機関
データ活用
△△△研究所
研究機関
データ活用
データ活用
ほけん
災害・救急時
民間保険会社

どんどん広がるPHRと情報銀行の世界

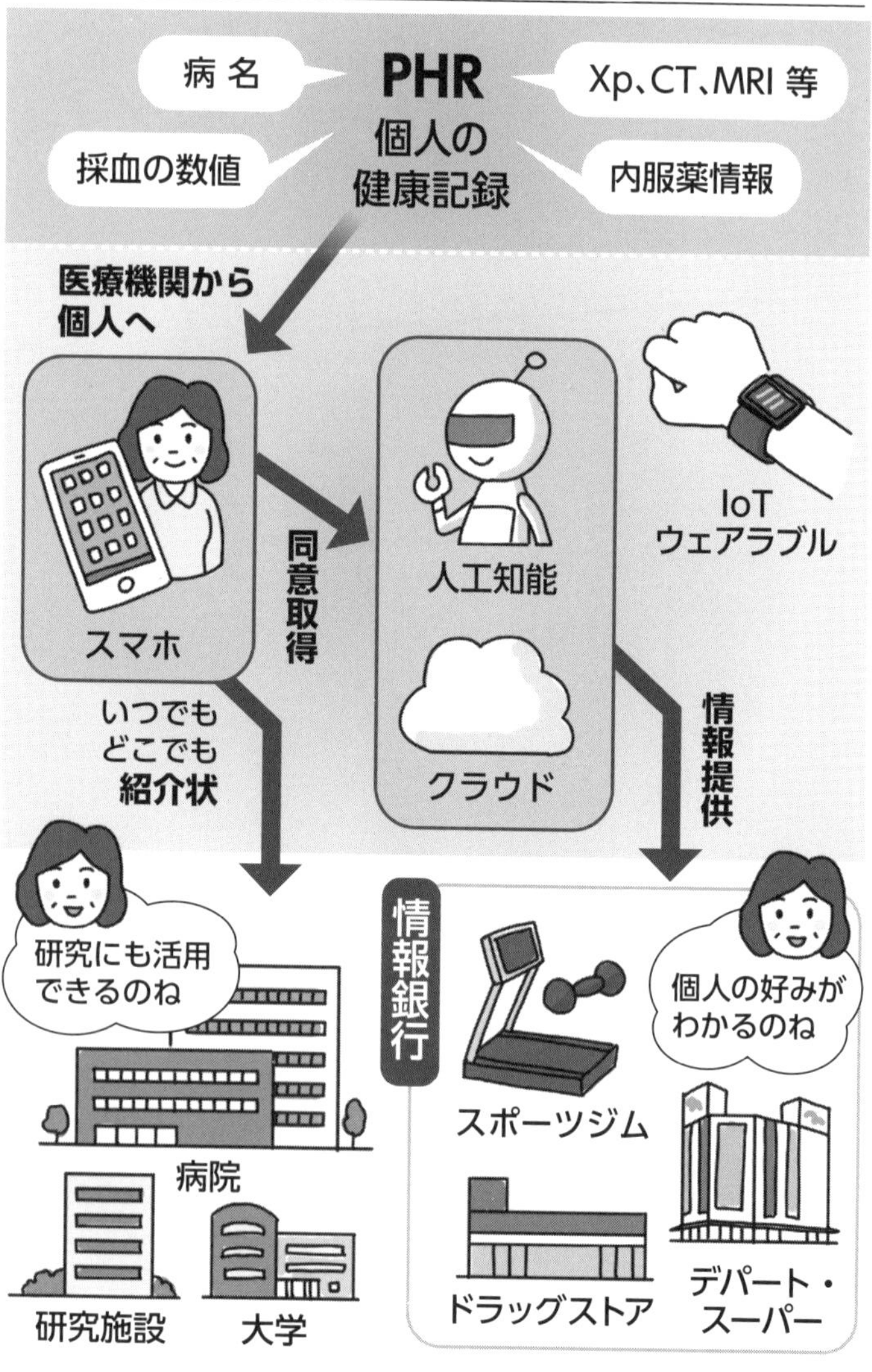

さらに、個人が特定できないように匿名化したＰＨＲの情報を、医療研究に役立てようという動きもあります。多くの臨床データを集め、分析することで、さまざまな研究が進化することが期待されているのです。収集したＰＨＲの膨大なデータの分析に、ＡＩが活躍するのはもちろんです。

ＰＨＲに自治体や国も注目！

国や自治体はＰＨＲを本人同意の上でさまざまなサービスに活用し、健康管理に役立てることを模索しています。日本医療研究開発機構のＰＨＲ利活用研究事業の公募では、次の４テーマが採択されました。

①妊娠・出産・子育て支援
②疾病・介護予防
③生活習慣病重症化予防
④医療・介護連携

MY CONDITION KOBEのイメージ図

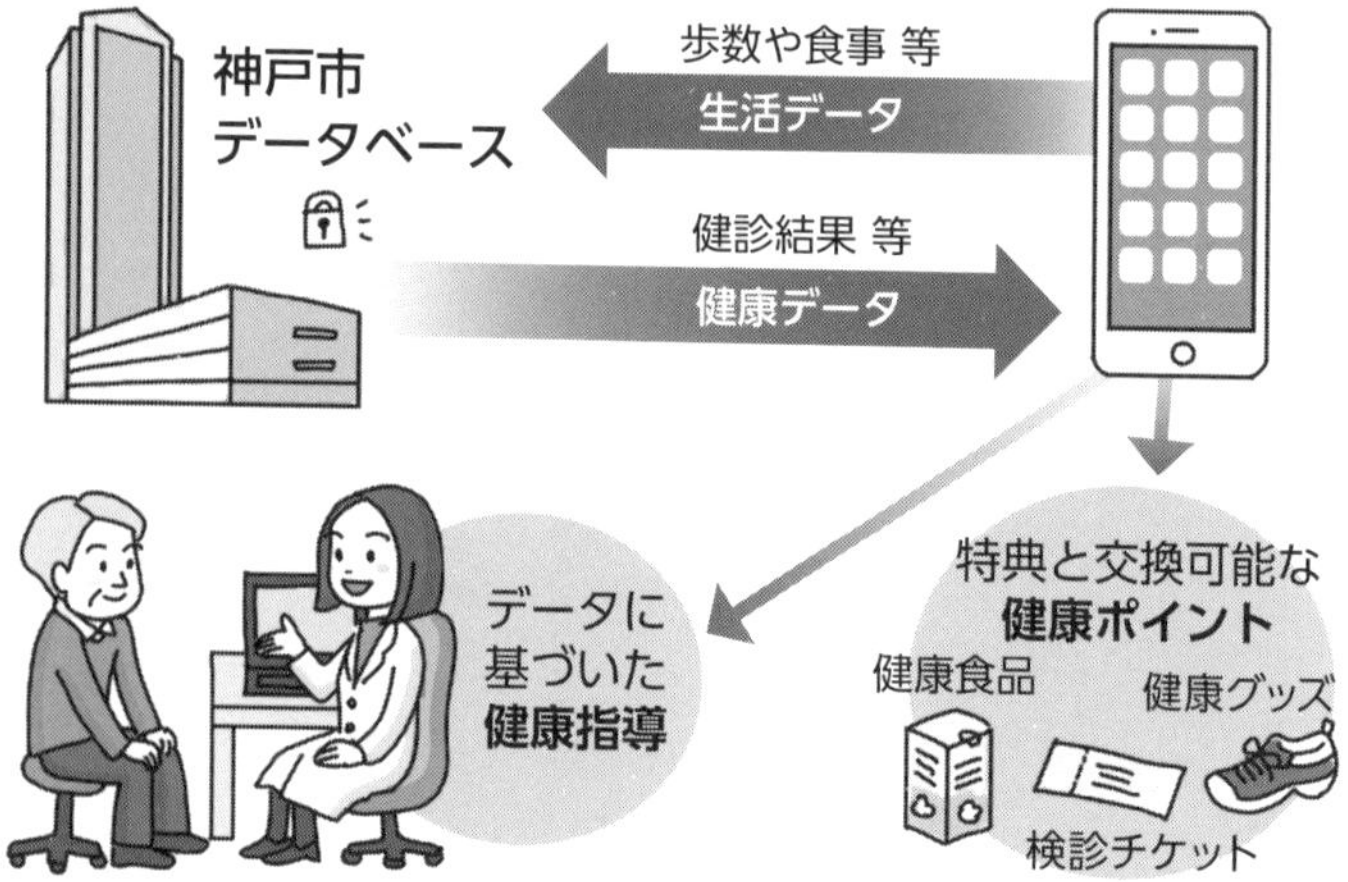

①の妊娠・出産、子育て支援では、前橋市が産科医院で行う妊婦検診、自治体が行う乳幼児健診や予防接種、薬局のお薬手帳などのデータを一元化します。

そして希望者がスマホアプリをQRコードで読み取り、マイナンバーカードの電子証明機能を使って、本人専用のページにアクセスできるようになっています。

②の疾病・介護予防では、神戸市が独自のPHRシステム〝My Condition Kobe〟を開発していて、スマホ専用アプリをダウンロードして利用することができます。

神戸市が管理する検診データなどのほか、ウェアラブル機器などで収集した歩数や食事内容などの健康情報を自分で入力。それらのデータに基づいた運動や食事などのアドバイスが受けられます。歩数などの情報入力や検診の受診などでポイントがつき、健康食品などと交換できる特典も用意されています。

③の生活習慣病重症化予防では、医療情報システム開発センターがＰＨＲプロジェクトとして、西宮市などとともに生活習慣病を対象にしたＰＨＲの研究事業を行いました。医療機関の診察・検査データや薬局の調剤データ、検診データなどをＰＨＲにまとめ、スマホの専用アプリで見られるシステムを構築。ＰＨＲが糖尿病手帳やお薬手帳の代わりとなります。

本人が承認した場合、医師や保健師が情報を共有し、血圧など生活習慣病に重要な項目でリスクのある数値が出ると、適切な指導が行われます。糖尿病など生活習慣病は重症化するまで自覚症状がなく、リスクを放置して急激に悪化するケースが少なくないため、ＰＨＲを活用しようとしたシステムです。

④の医療・介護連携では、大月市が日本医師会推奨の「かかりつけ連携手帳」を電子化しています。医療機関、訪問看護、介護施設での情報、自分で収集した血圧などのデータ

を本人のスマホに保存してＰＨＲとします。転居や災害で避難した場合に活用しようという試みです。

ＰＨＲは患者さんにとってバラバラの医療情報を一つにまとめることで、自分の健康状態をトータルで把握管理するツールとなります。情報を記録することでヘルスケアへの意識が高まり、健康寿命を延ばす効果が期待されます。

また、地域医療の視点からは病院や診療所、訪問看護、救急医療などの医療従事者、介護施設のスタッフなどが患者さん同意のうえでＰＨＲの情報を共有することで、より適切な医療や介護が行われるようになることを目指しています。

地域包括ケアとPHR

厚生労働省は高齢者の増加や介護スタッフの人手不足などを解決するため「地域包括ケア」を推進しています。「地域包括ケア」とは、高齢者が可能な限り住み慣れた地域で「自分らしい暮らし」が続けられることを目指したシステムです。

まず、高齢者自身が健康を維持して自立した生活が送れるようにすること。そして、介護が必要な状態になっても、住み慣れた地域で生活を続けられるようにすること。そのためには、必要に応じて医療、介護、生活支援などのサービスを受けられるようにしなければなりません。厚生労働省は全国一律のシステムではなく、その地域に応じたサービスシステムを構築するよう自治体に促しています。

「地域包括ケア」では医療と介護の連携を重視し、病院で入院治療した後は、自宅療養できるよう在宅医療の強化を目指します。そのため、医療機関と介護スタッフが連携し、一体化したサービスを提供することが求められています。

ＰＨＲを活用するシステムも、基本的に「地域包括ケア」に組み込むことを前提としていると思われます。ＰＨＲ以外にも、さまざまな地域内の医療機関や介護施設などとの連携システムが構想され、実証実験が行われてきました。

しかし、コスト負担が自治体や医療機関に重くのしかかったり、医療機関や介護施設、患者さんなど利用者にとって使いづらいものであったりなど、地域医療の現実とはかけ離れた面もあり、まだ試行錯誤の段階と言えるのではないかと思います。

個人の医療情報を本人がトータルで管理するPHRの考え方が、今後の主流になるのは間違いないと思いますが、「地域包括ケア」との連携などは、徐々に地域医療の実態に即したものができてくるのではないでしょうか。

新型コロナウイルス禍で進むオンライン診療

新型コロナウイルスの感染拡大で、オンライン診療が注目を集めました。オンライン診療とは、病院の医師が自宅にいる患者さんに対し、インターネットを通じて双方向の動画によって診療を行うことです。

新型コロナウイルスの感染が拡大してから、テレビ番組でもゲストやパネリストがインターネットを通じてオンライン出演しているのを見るようになりましたよね。同じように病院のパソコンと患者さんのスマホなどをオンラインで結んで、画面越しに問診を行うのです。オンライン診療は、離島や僻地での対面診療を補完するものとして遠隔診療という名前で1997年に認められました。しかしIT技術の急速な進歩により、2015年に離島や僻地に限らないとされ、２０１８年には診療報酬の改定でオンライン診察料が創設されました。

厚生労働省では遠隔医療について次の４種類に分けています。

・在宅医療……ウェアラブル機器などで測定した血圧や脈拍などの情報をインターネット上で医師と患者さんが共有し、医師はパソコンなどの画面で患者さんの映像や声を聞きながら診療します。

・遠隔相談……患者さんのいる家庭と主治医のいる大学病院などの中核病院、患者さんが住む地域の病院の医師と、インターネットで情報を共有し、医師間で連携したり、患者さんとコミュニケーションを図ったりします。

・遠隔画像診断……地域の病院の医師が、ＣＴやＭＲＩなどの検査画像を専門医にオンラインで送って読影してもらいます。

・遠隔病理診断……手術中に病理検査の画像を病理医に送って診断してもらい、手術の切除の範囲などを決めます。そのおかげで、私たち外科医は、がん組織の取り残しを防ぐことができます。

オンライン診療のイメージ図

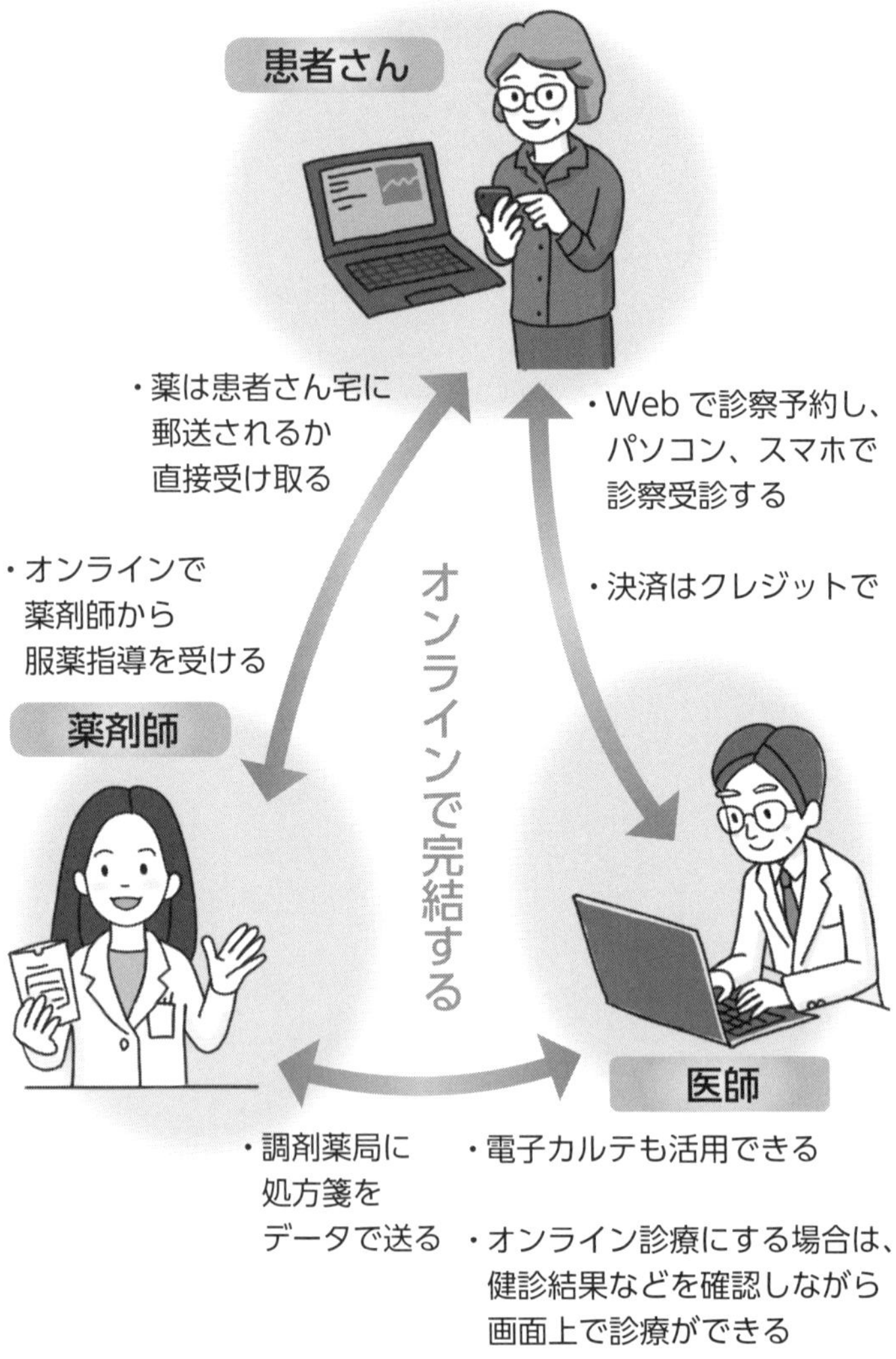

患者さん
・薬は患者さん宅に郵送されるか直接受け取る
・Webで診察予約し、パソコン、スマホで診察受診する
・オンラインで薬剤師から服薬指導を受ける
・決済はクレジットで
オンラインで完結する
薬剤師
医師
・調剤薬局に処方箋をデータで送る
・電子カルテも活用できる
・オンライン診療にする場合は、健診結果などを確認しながら画面上で診療ができる

患者さんを診療するオンライン診療の場合、医師法で対面診療が原則とされているため、初診は対面診療が必要であり、高血圧や糖尿病などの生活習慣病などオンライン診療ができる病気も限られています。しかし、今回の新型コロナウイルスの感染拡大により一時的に初診の対面診療なしでもオンライン診療が認められました。

２０２０年７月、経済産業省の補助事業としてオンライン診療と処方された薬をドローンで患者さんのもとに届ける実証実験が行われました。

北海道の旭川医科大学で、特別養護老人ホームに入居している患者さんをパソコンの画面を通じて診療し、処方箋を出し、薬剤師の服薬指導もオンラインで実施。ドローンに治療薬を入れた保冷ボックスを取り付け、５００メートルほど離れた特別養護老人ホームへ運搬しました。人と人が対面しないで診療が完結したのです。

このようなオンライン診療が普及すれば、患者さんにとっては通院時間や診療までの待ち時間がなくなり、足の悪い高齢者や育児や介護などで外出が難しい患者さんにとって便利なシステムになるでしょう。

また、感染の心配をして受診を控えた患者さんがいたように、感染症の流行時期に感染リスクなしに診療を受けられるのは大きなメリットに違いありません。

しかし、パソコンやスマホの操作に慣れていない高齢者世帯では、難しいかもしれません。たとえば、次のようなケースがありました。

当院の近くに住んでいるHKさんという87歳の高齢の男性患者さんが、数年ぶりかで私の外来に来ました。この方は、私の知人で開業医でもあるK医師のところにしばらく通っていました。ところが、K医師が今回の新型コロナウイルスの感染を避けるためにオンライン診療に切り替えたのです。

この患者さんがK医師を受診すると、診察室での診察は無理で、支払いもクレジットカードになると言われたそうです。彼は私に、「クレジットカードの番号登録をしてくれとK先生に言われた。この高齢の年寄りである私に……」と訴えていました。彼はインターネットによるカード払いへの拒否感があり、結局、私の病院に戻ってきたというのです。

このように、オンライン診療に対しては、スマホの操作以外にもカード払いなど高齢者の方には受け入れが難しい面もあるようです。この患者さんは、それ以来、ずっと私の外来に来ています。高齢の患者さんを一度怒らせてしまうと大変だなぁと思いました。

では、医師にとってのオンライン診療のメリット、デメリットは何でしょうか。

感染症の流行時に院内感染のリスクがないことは、医師側にとって大きなメリットです。

また、医師と患者さんとの間のオンライン診療ではなく、医師同士の遠隔画像診断や遠隔病理診断は、すでに多くの医療機関が導入しています。

遠隔画像診断は１３４８の病院、１４６３の診療所で導入済みです。遠隔病理診断は２１０の病院、４１１の診療所で導入されています（２０１７年厚生労働省「医療施設調査」）。専門医のいない小規模の病院や診療所でも、専門的治療ができる可能性があることはメリットと言えるのではないでしょうか。

しかし、オンラインでの診療時間は予約制ですが、前の患者さんに時間を取られる、反対に予定より早く終わってしまうなど、診療時間の調整が難しくなることが予想されます。

また、病気の兆候を見逃すリスクが対面診療よりも大きいことは否めません。

新型コロナウイルスの感染拡大で、自宅で仕事をするリモートワークが広がりました。

リモートワークにも「通勤時間がなくなる」といったメリットと、「オンとオフの切り替えが難しい」といったデメリットがあるようです。

同様に、オンライン診療についてもメリット、デメリットがあります。しかし、感染症の蔓延時などには必要とされるでしょうし、通院が大変な高齢者の方などには便利なシステムであることは間違いありません。

今はオンライン診療に拒否感をもつ高齢者がいるかもしれませんが、高齢化が進み、入院ではなく在宅治療を望む方が増えるにしたがい、通院での対面診療と組み合わせる形でオンライン診療が普及していくのは確かな流れでしょう。しかし、現状ではやはり都会などに限られそうです。

当院が位置している岡山市東区のような高齢者の多い地域では、主治医と向き合って、顔を突き合わせていろいろな話をするという診療体制が、患者さんには安心とくつろぎを与えるのではないでしょうか。

私は、この新型コロナウイルスの感染拡大の中でも、マスクとフェイスシールドを装着し、アルコール消毒をして、ビニールの透明板を診察室に設置して、対面での診察を継続しています。地域の高齢者の方々に対しては、オンライン診療の導入は考えていません。

ＰＨＲ＋オンライン診療で健康管理

私が注目するのは、オンライン診療による患者さんへの重症化予防の指導や運動、食事など健康維持へのアドバイスです。

症状が比較的安定している慢性期の患者さんの場合、入院ではなく在宅診療を希望するケースが多くなっています。

患者さんは在宅でウェアラブル機器などによって脈拍や血圧など必要な医療情報を計測し、インターネットで医師と情報を共有します。通常はオンライン診療で医師が重症化予防の指導などを行い、ＡＩがウェアラブル機器の数値などで異常を察知すれば医療機関に連絡し、オンライン診療で病院での対面診療が必要かどうかを確認します。

オンライン診療は、医師が常駐していない介護施設などでも有効な方法になるのではないでしょうか。

救急医療の搬送にＡＩが活用される？

高齢社会で在宅医療が進むと、状態が急変したときの救急対応が増えると予測されます。当院でも救急患者を受け入れているので、この分野でＡＩを活用することはできないかと興味をもって調べてみました。近い将来に、次のようなことが可能になるかもしれません。

救急車が患者さんのいる場所に到着すると、救急隊員が患者さんの様子を観察します。救急隊員は医師ではないので医療行為に制限があります。

しかし、インターネットにつながったモバイル型医療機器で患者さんの様子を撮影し、ＡＩが搬送先を選定し、選定先の病院に撮影動画を送りつつ医師の指示を仰ぐといったことが可能になるかもしれません。

搬送先の病院では、必要な検査をしつつ医師が直接患者さんを診て、ＡＩが提案した診断と治療法について検討し、適切な治療を選択します。１分１秒を争う救急医療の現場では、ＡＩによる迅速な判断は有効な支援になると思われますし、夜間など救急担当の医師は１人の場合が多いので、ＡＩの提案は判断ミスのリスクを下げる効果があるでしょう。

救急搬送時のトリアージを支援するアプリも開発されています。アルム社が開発した「ジョイントリアージ」です。トリアージとは災害時など多数の患者さんがいる場合、重症度によって治療の順番をつけることですが、救急搬送時には患者さんの重症度を判断し、搬送先を決定することを指します。

救急現場で使われる判定基準がインストールされていて、質問の回答や発症時間などを基にしてＡＩが脳卒中や心疾患の発症の可能性や重症度を判定し、症状から最適な治療ができる推奨医療機関のリストと地図が表示されます。

遅れている日本のデジタルヘルスケア

ＰＨＲの普及や「地域包括ケア」での医療機関と介護施設との連携のためには、医療機関の電子化が前提条件になります。ところが、厚生労働省の調査では電子カルテを導入しているのは、46・７％と半数に足りません（２０１７年厚生労働省「医療施設調査」）。

400床以上の大規模病院では85・4%が導入していますが、200床未満の小規模の病院では37・0%と低くなってしまうのです。電子カルテシステムを導入するには高額な費用がかかり、小規模な病院にとっては経済的な負担が大きいことが原因となっています。

事実、当院も電子カルテを導入して8年が経過しました。長く持ったほうだそうですが、去年の9月に3億円の費用をかけてシステムアップを行いました。導入したころからとても重宝していましたが、あっという間に8年が経過。もう元の紙カルテには戻れません。やむなく更新です。そして、8年後には、また3億円が待っています。このように便利な割には、高額費用の問題があります。

ただ、実際には、医療機関同士や介護施設などとのシステムの連携が行われているのは一部の先進地区に過ぎません。

システムが連携するためには、用語やフォーマットの標準化が必要です。厚生労働省は保健医療情報分野での標準規格を「厚生労働省標準規格」として公表しているので、この規格を採用したシステムを構築する必要があります。普及するには、しばらく時間がかかるのではないでしょうか。

日本ではAI人材が不足！

世界的に見ると、ＡＩの研究開発はアメリカと中国が活発に行っていて、次いで韓国やドイツ、日本などが追いかけている状況のようです。日本ではＮＥＣや富士通、ＮＴＴなどの企業が研究開発を積極的に行っています。

しかし、ＡＩを導入して利用している企業となると、日本ではまだまだ少ないようです。あるコンサルティンググループの調査によると、中国、アメリカ、フランス、ドイツ、スイス、オーストリアとの7か国中、日本は最低でした。産業別に見ると、ヘルスケア部門が他国と比べても国内の他の部門と比べても最低なのです。

総務省の「通信利用動向調査」（２０１８年）でも、ＩｏＴやＡＩなどの導入企業は12・1％に過ぎません。導入していない企業は63・2％で、導入しない理由としては「使いこなす人材がいないから」が37・9％でトップでした。「導入すべきシステムやサービスがわからないから」という理由も31・4％あります。

ＡＩについて知識のある人材が社内にいないこと、そして、知識がないから導入すべきシステムやサービスがわからないということになるのでしょう。

医療機関でＡＩを導入することを考えた場合、やはり「使いこなす人材がいない」「導入すべきシステムやサービスがわからない」といったことが障壁になると思われます。

医師や看護師、理学療法士、薬剤師などの医療スタッフが、ＡＩの基礎知識を学び、自分たちが勤務する病院にはどんなＡＩシステムやサービスが必要なのかを考えていかなければならないのではないでしょうか。

どの病院でも同じシステムやサービスが必要とは限りません。大規模病院と小規模病院ではニーズが違うでしょうし、都市部の病院と地方の病院でも求めるものが異なるのではないでしょうか。

私は地域の医療機関同士や介護施設との連携機能は必要と思いますが、必要最低限の共通のシステムにして病院によってオプションを付けていくような方法が望ましいと考えています。また、ＡＩはディープラーニングによって事例を学習していきますので、必要最低限の共通システムに病院独自の事例を積み重ねていくことで、各病院に対応した使いやすいシステムが徐々に出来上がっていくのではないかとも思います。

ＡＩについて深い知識や経験がない医療従事者がほとんどだと思いますが、何が必要かなど自らの立ち位置を明確にし、不得意なところを専門家に相談したり任せたりするやり方で、ＡＩ化に取り組んでいけばよいのではないでしょうか。

医療機関のＡＩ化が進めば、医療従事者の過剰労働が緩和され、患者さんにより充実した医療を提供できるはずです。そんな時代が来るのは遠くないでしょう。それまでに、私の病院でもスタッフと一緒に学びつつ、徐々にＡＩ化を進めていければと思います。

エピローグ

AIと医師が役割分担する時代へ

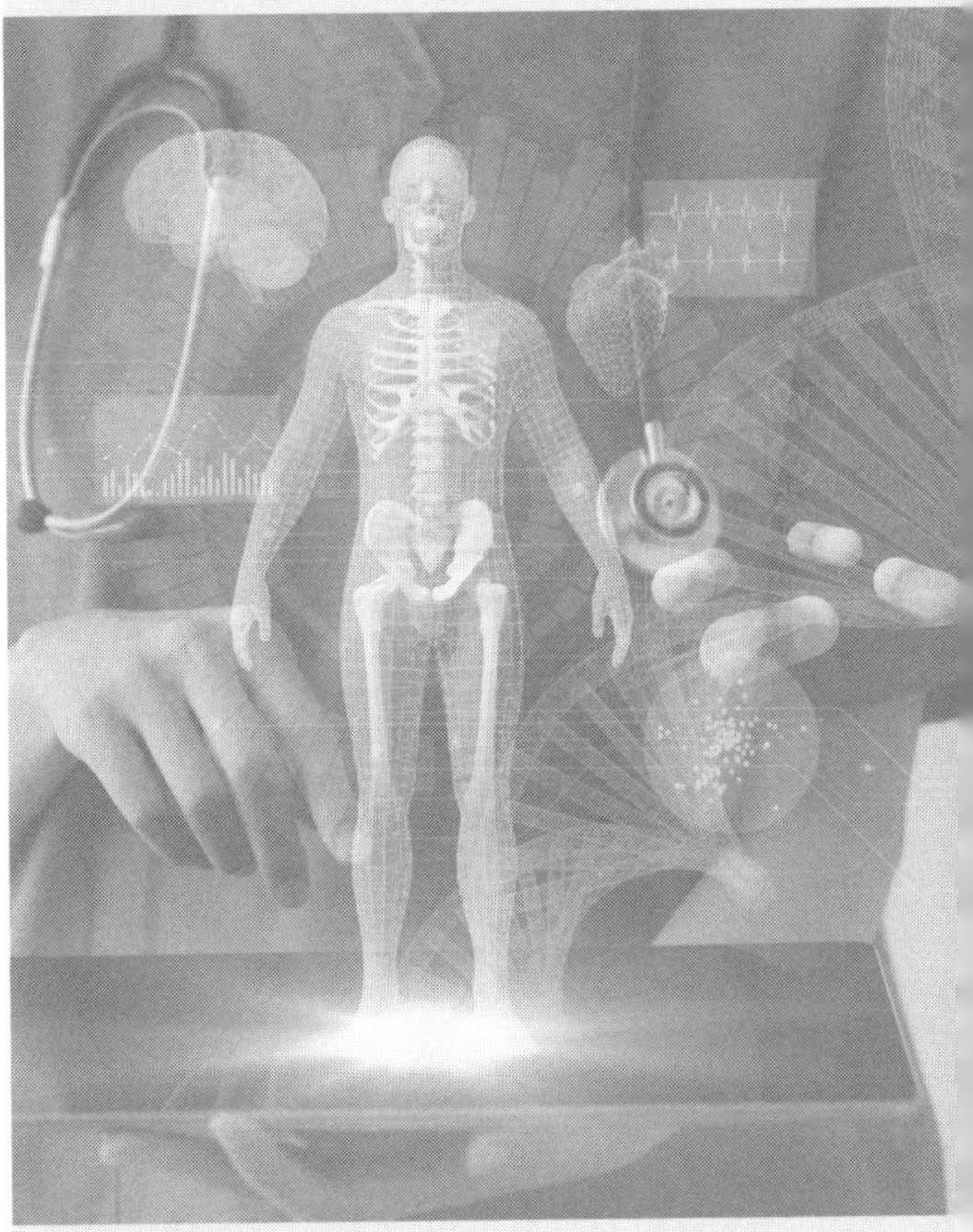

昨今、「近い将来、ＡＩに仕事を奪われる」とか、「人類が滅ぼされる」など、ＡＩについては、いろいろなことが話題になっています。しかし、ほぼ確実に言えそうなのは、「近い将来、人間はＡＩに勝てなくなる可能性は高いが、ＡＩが人間に取ってかわることはない」ということです。

本書をお読みいただいて、ＡＩが医療の分野にも進出しつつあることがおわかりいただけたと思いますが、ＡＩが発達しても、医師や看護師など医療従事者がいらなくなるわけではないのです。

２０１５年に野村総合研究所は、日本国内６０１種類の職業についてＡＩやロボットで代替される確率を試算して発表しています。

この研究結果では、ＡＩやロボットによる代替の可能性が高い１００種類の職業を挙げていて、一般事務員、受付係、レジ係、データ入力係、建設作業員、倉庫作業員など必ずしも特別の知識やスキルが求められない職業が多く含まれています。

反対にＡＩやロボットで代替されにくい職業も１００種類挙げています。映画監督、クラシック演奏家、学校教員、研究者、漫画家などとともに、医師や理学療法士も含まれていました。芸術や学問の分野、あるいは他者との協調性が必要な職業、サービス志向の強い職業などが代替されにくいと考えられています。

歴史を振り返ってみれば、産業構造の変化によってなくなった職業はたくさんあります。自動車が発達したことで人力車の車夫は観光地以外ではいなくなり、電気の普及で氷屋や炭屋は町から消えました。主な燃料が石炭から石油に変わったことで炭鉱労働者も激減。印刷技術の発達により、活字を拾う活版印刷の職人さんもいなくなりました。

そうした意味でＡＩの発達により、単純労働や一般事務のような職業以外に、ＡＩが得意とするデータ分析を主とする職業がなくなるかもしれないと言われています。たとえば、不動産鑑定士、広告・市場調査の専門職、ローン審査担当者、会計士などです。

では、なぜ医師の仕事がＡＩやロボットに代替されにくい、と考えられているのでしょうか。

第１章でも述べましたが、鉄腕アトムのような汎用型ＡＩはまだ存在しません。目的別の特化型ＡＩが多種類存在している状況です。ＡＩが医師に代替するのではなく、有能なアシスタントとして医師を補助してくれる存在だと言えるでしょう。

たとえば、ＣＴやＭＲＩの画像を見て異常がないかチェックする際に、ＡＩが「このあたりに異常がある可能性があります」とアラートを出してくれれば、見逃しのリスクが大幅に減ります。

一方で人間の医師にしかできない仕事があります。治療法を選択する時、医学的立場だけではなく、患者さんの金銭的負担や治療にかかる時間、さらに死生観についても考慮しなければいけない場合があります。いわば正解のない問題です。患者さんやご家族とコミュニケーションを十分に取り、患者さんの精神的な支えになることも期待されます。これはＡＩにはできないことです。

テクノロジーが飛躍的に進化し、どんな局面が訪れようとも、結局、問われているのは、患者さんとの間に培われた思い、費やされた時間など、ＡＩでは置き換えることのできない「本物の人間同士の心のふれあい」なのだと思います。

患者さんにとっても、自分の心身の状況を把握している医師が治療することに、大きな安心感を覚えるようです。ＡＩよりも人間を信頼するのは、人間の気持ちとして将来も変わらないのではないでしょうか。

ＡＩに任せられる業務は任せて医師の負担を軽くし、患者さんに接する時間を多く取るなど医療の質を上げていくことが、医療にＡＩを導入するメリットなのだろうと思います。

そして、「医療行為の最終的責任は医師にある」という重い事実があります。ＡＩ医療機器を使っての診療結果について、法的責任は医師にあります。もし、診療結果についてＡＩ医療機器にも法的責任があるとすると、損害賠償のリスクを避けるために開発が遅れたり、困難になってしまったりすることもあるでしょう。

また、「ＡＩは完璧」と思い込んでしまうと、それが医師にとって思わぬ落とし穴になる危険もあるのではないでしょうか。ＡＩをアシスタントとして使いこなし、最終的判断は医師がするというスタイルは将来も変わらないと思います。

そうした点から、医師はＡＩに代替されない職業と考えられているのでしょう。これは医師に限らず看護師についても言えることだと思います。看護師の事務仕事や夜間の患者さんの徘徊見守りなどをＡＩに補助してもらうことで、看護師の負担を減らし、看護師にしかできない仕事に集中できるようになり、患者さんへの看護の質が上がるはずです。理学療法士や薬剤師なども同様でしょう。

ＡＩが医療分野に普及するにつれ、医師にしかできないことは何か、看護師にしかできないことは何か、医療従事者それぞれが問いつつ仕事に向き合うことが大事になってくる……そのように思います。

おわりに

2020年春から、新型コロナウイルス感染拡大防止への対応に振り回される日々でした。3月に、当院の看護師の一人が40℃近い熱を出し、それが数日間続いたということがありました。世の中が新型コロナウイルスで騒いでいた時期でもあり、院内クラスターの発生等も懸念して、PCR検査を受けるように手配しました。

検査を実施した当日は、PCR検査が陽性と判明した事態を想定して、夜遅くまでマスコミ用の発表原稿を書いていたことを思い出します。まだ、岡山県では、当時は感染症がゼロ人でしたので、もし陽性だったら、「接触した入院患者さんや同僚の看護師さん、そして……」などと、風評被害等が頭をよぎりました。

幸い、その看護師はPCR検査で陰性となり、私も胸をなでおろしました。しかし、その時にAI搭載のロボットがあれば助かるなと切実に思いました。院内感染の心配をせずに、必要最低限の業務を行うことができるからです。新型コロナウイルスの第2波、第3

波、あるいは未知の感染症の流行が今後もあるかもしれません。ＡＩ搭載のナースロボットがあれば、おそらくどの病院でもノドから手が出るほど欲しいでしょう。

感染拡大防止のためにＡＩ搭載の検温センサーが普及し、手洗いがきちんとできているかチェックするＡＩなどが迅速に開発されました。ナースロボットは早期には実現しないかもしれませんが、新型コロナウイルス禍をきっかけに医療機関のさまざまな場所にＡＩが入ってくるのは確実でしょう。

また、日本のような高齢社会において、労働力不足になることは火を見るよりも明らかです。医療現場も例外ではありません。ＡＩやロボットに任せられることは任せ、医師や看護師にしかできない仕事に集中せざるを得ません。そんな時代がすぐそこまでやって来ています。それまでに、私たち医療従事者も患者さんもＡＩについて正しい知識を持っていなければ、ＡＩ医療の恩恵を受けることができないのではないでしょうか。

私が本書を書こうと思った理由の一つは、毎年開催されている「せとうちホスピタルマネジメントセミナー」で、２０２０年は私が幹事となりＡＩ医療をテーマに選んだことでした。本書は２０１９年から構想していたものなのです。しかし、新型コロナウイルスの感染拡大防止のために10月に予定されていたセミナーは延期となりました。

新型コロナウイルスの社会への影響からＡＩ医療について書こうと思ったわけではないのですが、結果的に患者さんなど一般の人たちがオンライン診療などＡＩ医療に関心を持つ時期と出版が重なりました。ＡＩとはどんなものなのか、ＡＩ医療の実際はどうなっているのか、皆さんのご理解が深まるために、本書が参考になれば幸いです。

著者

もっとブラッシュアップできる
AIが拓《ひら》く新《しん》医《い》療《りょう》

2021年 3月17日　初版第1刷

著　者 ―――――――― 小《こ》林《ばやし》直《なお》哉《や》
発行者 ―――――――― 松島一樹
発行所 ―――――――― 現代書林
〒162-0053　東京都新宿区原町3-61　桂ビル
TEL／代表　03(3205)8384
振替00140-7-42905
http://www.gendaishorin.co.jp/

ブックデザイン＋DTP ―― 吉崎広明（ベルソグラフィック）
イラスト・図版 ―――――― 村野千草
カバー・章扉写真 ――――― metamorworks/shutterstock

印刷・製本：㈱シナノパブリッシングプレス
乱丁・落丁本はお取り替えいたします。

定価はカバーに
表示してあります。

ISBN978-4-7745-1887-9 C0047